临床药理与药物治疗应用

夏海清 等 主编

江西科学技术出版社

江西·南昌

图书在版编目（CIP）数据

临床药理与药物治疗应用 / 夏海清等主编 .— 南昌：
江西科学技术出版社，2019.12（2024.1 重印）
ISBN 978-7-5390-7104-6

Ⅰ.①临… Ⅱ.①夏… Ⅲ.①临床医学 – 药理学②药
物疗法 Ⅳ.① R969 ② R453

中国版本图书馆 CIP 数据核字（2019）第 288559 号

选题序号：ZK2019236

责任编辑：宋　涛　王凯勋

临床药理与药物治疗应用

LINCHUANG YAOLI YU YAOWU ZHILIAO YINGYONG

夏海清 等　主编

出版发行	江西科学技术出版社	
社　　址	南昌市蓼洲街 2 号附 1 号	
	邮编：330009　电话：（0791）86623491　　86639342（传真）	
经　　销	全国新华书店	
印　　刷	三河市华东印刷有限公司	
开　　本	880mm×1230mm　1/16	
字　　数	267 千字	
印　　张	8.25	
版　　次	2019 年 12 月第 1 版　2024年1月第1版第2次印刷	
书　　号	ISBN 978-7-5390-7104-6	
定　　价	88.00 元	

赣版权登字：-03-2019-416

编 委 会

主　编　夏海清　韦国麟　童艳丽　黄宏材
　　　　兰海霞　刘　灵　韩相如　刘浩锋

副主编　姜　雪　杨婷婷　王月峰　江东波　徐明远
　　　　阚宏涛　任周新　王　琴　刘红淼　江　华

编　委　（按姓氏笔画排序）
　　　　王月峰　新乡市中心医院
　　　　王　琴　襄阳市中医医院（襄阳市中医药研究所）
　　　　韦国麟　湛江中心人民医院
　　　　刘红淼　河北医科大学第一医院
　　　　任周新　河南中医药大学
　　　　兰海霞　新疆克拉玛依市中心医院
　　　　江东波　广东医科大学附属医院
　　　　江　华　河南中医药大学
　　　　刘　灵　唐山市妇幼保健院
　　　　刘浩锋　东莞市人民医院
　　　　杨婷婷　连云港市第一人民医院
　　　　姜　雪　连云港市第一人民医院
　　　　徐明远　黑龙江中医药大学附属第一医院
　　　　夏海清　南阳市中心医院
　　　　黄宏材　华中科技大学协和深圳医院
　　　　韩相如　河南省中医院（河南中医药大学第二附属医院）
　　　　童艳丽　广东省第二人民医院
　　　　阚宏涛　成都市妇女儿童中心医院

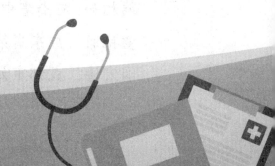

前　言

　　药物治疗是临床治疗学的一个重要组成部分，是通过药物来治疗疾病，达到消除或控制病因与致病因素，减轻或解除患者痛苦，维持机体内环境的稳定性，缓解或治愈疾病的一门学科。改革开放以来，我国国民经济发展迅猛，政府投入巨资促进医药工业的发展。新药和新制剂不断出现，在临床应用中，一些老药也开拓出了新用途。为了适应医药领域的飞速发展，方便广大医药人员临床应用，我们特组织编写了此书。

　　本书首先简单地介绍了临床药学的基础知识，包括：绪论和药物制剂及药物分析；而后重点阐述了临床各系统用药，包括：自主神经系统药物、抗慢性心功能不全药、抗心律失常药、呼吸系统药物、消化系统药物、利尿药、免疫系统药物；还包含了常见中药药理学研究以及中药的合理应用方面的内容。本书内容的深度、广度、新度适宜，尽可能做到深入浅出，简明精练，力求达到科学性、先进性、系统性、思想性和实用性的原则。本书不仅适用于药学专业教学参考之用，亦可作为临床医师、药学专业技术人员的参考书。

　　尽管编者们倾尽全力编写本书，但由于现代药理学的研究与发展迅速，最新的理论和观点尚未完全收集，加之我们的水平有限，书中缺点在所难免，望各位同仁不吝赐教。

编　者

2019 年 12 月

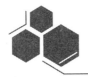

目 录

第一章　绪论 1

第一节　药理学概论 1

第二节　药理学发展简史 2

第三节　临床药理学 2

第四节　药理学的基本概念 4

第二章　药物制剂及药物分析 8

第一节　缓控迟释制剂 8

第二节　择时与定位释药制剂 11

第三节　靶向制剂 13

第四节　药品检测方法的要求 16

第三章　自主神经系统药物 19

第一节　拟胆碱药 19

第二节　抗胆碱药 24

第三节　拟肾上腺素药 30

第四节　α、β 受体阻断药 32

第四章　抗慢性心功能不全药 36

第一节　慢性心功能不全的发病机制 36

第二节　强心苷 36

第三节　非强心苷类的正性肌力药 38

第四节　血管扩张药 38

第五节　血管紧张素转化酶抑制剂和血管紧张素Ⅱ受体拮抗药 39

第五章　抗心律失常药 40

第一节　心律失常的发病机制 40

第二节　抗心律失常药的分类及基本作用 40

第三节　抗心律失常药 41

第六章　呼吸系统药物 44

第一节　镇咳药 44

第二节　祛痰药 47

第三节　平喘药 49

第七章 消化系统药物 53
　第一节　助消化药 53
　第二节　促胃肠动力药 53
　第三节　止吐药及催吐药 56
　第四节　泻药及止泻药 59
　第五节　利胆药 62

第八章 利尿药 65
　第一节　高效能利尿药 65
　第二节　中效能利尿药 71
　第三节　低效能利尿药 74

第九章 免疫系统药物 80
　第一节　抗变态反应药 80
　第二节　免疫抑制药 85
　第三节　免疫增强药 88
　第四节　抗毒血清和免疫球蛋白 90

第十章 常见中药药理研究 95
　第一节　黄芩 95
　第二节　黄连 100
　第三节　黄柏 105
　第四节　大黄 107

第十一章 中药的合理应用 115
　第一节　合理用药概述 115
　第二节　中药间的配伍使用 118
　第三节　中西药的联合使用 122

参考文献 127

第一章 绪论

第一节 药理学概论

一、基本概念

药物是指用来预防和治疗疾病的物质。从理论上说，凡能影响机体器官生理功能及（或）细胞代谢活动的化学物质都属于药物的范畴。

药理学（Pharmacology）是一门为临床合理用药防治疾病提供基本理论的医学基础学科，研究的是药物与机体（包括病原体）相互作用的规律，以及在使用化学物质治疗疾病时对机体机能造成的影响。

药理学一方面研究在药物影响下机体功能如何发生变化，另一方面研究药物在体内的作用过程，前者称为药物效应动力学（Pharmacodynamics，简称"药效学"），后者称为药物代谢动力学（Pharmacokinetics，简称"药动学"）。

药理学是以生理学、生化学、病理学等为基础，为指导临床各科合理用药提供理论基础的桥梁学科，它与药物化学、药剂学、制药学等学科有着明显的区别。药理学经常将毒物作为研究对象，因此要注意将毒物学（Toxicology）与药理学区别开来，药理学指的是药物在医药治疗方面的应用。

二、研究内容

药理学是基础医学与临床医学、医学与药学之间的桥梁学科，人们在药理学科学的理论指导下进行临床实践，同时又在实验研究的基础上丰富药理学理论。

药理学的研究内容包括药效学和药动学，前者研究药物对机体的作用，包括药物的作用和效应、作用机制及临床应用等；后者研究药物在机体的作用下所发生的变化及其规律，包括药物在体内的吸收、分布、代谢和排泄过程，特别是血药浓度随时间变化的规律、影响药物疗效的因素等。

三、研究任务

药理学的学科任务是阐明药物作用机制、改善药物质量、提高药物疗效、开发新药和发现药物新用途，并为探索细胞生理、生化及病理过程提供实验资料。

其具体三大研究任务为：第一，药理学是医学院校学生必修的一门课，指导临床用药。第二，评价药物疗效以及在经济方面有些什么不同。第三，药理学是生命科学的重要组成部分，这其中包括两个

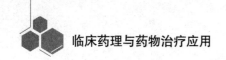

方面：一方面是指药物研究通常除了指导临床用药，还对学术发展有极大的推动作用；另一方面是指药物研究本身就是生命科学的一个重要部分。

第二节 药理学发展简史

一、传统本草学阶段

远古时代人们为了生存，从生活经验中得知某些天然物质可以治疗疾病与伤痛，这是药物的始源。这些有用的实践经验流传至今，例如饮酒止痛、大黄导泻、楝实祛虫、柳皮退热等。民间医药实践经验累积集成书籍，这在我国及埃及、希腊、印度等均有记载，例如在公元 1 世纪前后我国的《神农本草经》（收载药物 365 种）及埃及的《埃伯斯医药籍》（Ebers' Papyrus）等。

唐代的《新修本草》是我国第一部药典，收载药物 884 种。明朝李时珍的《本草纲目》（1596）在药物发展史上有着巨大贡献，是我国传统医学的经典著作，全书共 52 卷，约 190 万字，收载药物 1 892 种，插图 1 160 帧，药方 11 000 余条，是现今研究中药的必读书，在全世界通过 7 种文字译本广为传播，在世界药物发展史上留下了光辉一页。

二、近代药理学阶段

在欧洲文艺复兴时期（14 世纪）后，人们的思维开始摆脱宗教束缚，认为事各有因，只要客观观察都可以认识。瑞士医生帕拉塞尔苏斯（Paracelsus）（1493—1541）批判了古希腊医生盖仑（Galen）恶病质唯心学说，结束了医学史上 1 500 余年的黑暗时代。后来英国解剖学家哈维（W. Harvey）（1578—1657）发现了血液循环，开创了实验药理学新纪元。意大利生理学家冯塔娜（F. Fontana）（1720—1805）通过动物实验对千余种药物进行了毒性测试，得出了天然药物都有其活性成分，可选择作用于机体某个部位而引起典型反应的客观结论。这一结论后来为德国化学家苏特尔（F.W.Sertumer）（1783—1841）首先从罂粟中分离提纯吗啡所证实。18 世纪后期，英国工业革命不仅促进了工业生产，也带动了自然科学的发展。其中有机化学的发展为药理学提供了物质基础，从植物中不断提纯其活性成分，得到纯度较高的药物，如依米丁、奎宁、士的宁、可卡因等。之后还开始了人工合成新药，如德国微生物学家 P.Ehrlich 从近千种有机砷化合物中筛选出有效治疗梅毒的新砷凡纳明。

三、现代药理学阶段

药理学作为一门学科的发展始于德国的布海姆（R.Buchheim）（1820—1879），他建立了第一个药理实验室，写出第一本药理学教科书，也是世界上第一位药理学教授。其学生斯米德伯格（O.Schmiedeberg）（1838—1921）继续发展了实验药理学，开始研究药物的作用部位，被称为器官药理学。受体原是英国生理学家兰利（J.N.Langley）（1852—1925）提出的药物作用学说，现已被证实是许多特异性药物作用的关键机制。此后，药理学得到飞跃发展，第二次世界大战结束后出现了许多前所未有的药理新领域及新药，如抗生素、抗癌药、抗精神病药、抗高血压药、抗组胺药、抗肾上腺素药等。近年来，药动学的发展使临床用药从单凭经验发展为科学计算，并促进了生物药学（Biopharmaceutics）的发展。药效学方面逐渐向微观世界深入，阐明了许多药物作用的分子机制，也促进了分子生物学本身的发展。展望今后，药理学将针对疾病的根本原因，发展病因特异性药物治疗，届时将能进一步提高药物的治疗效果。

第三节 临床药理学

临床药理学是研究药物与人体相互作用规律的一门学科，是在 20 世纪 60 年代新崛起的学科，学科间相互渗透的特点尤为突出。在早期，临床药理学被简单地视为"用人体做试验"，如我国封建社会就有"君有病饮药臣先尝之"的记载。

不同于基础药理学研究，临床药理学的研究是在人体内进行的。种属差异，如人种间的差异，以及人与动物间的差异，使得临床药理学不支持将一种通过动物实验的药物直接推广进入到临床，如麻黄碱的扩瞳作用对于白种人较强，黄种人次之，黑种人则几乎没有作用。层出不穷的药品安全事件，使得临床药理学研究受到世界各国的关注，同时也确立了它在新药研究中的重要位置。

一、临床药理学与新药开发

新药是指化学结构、药品组分或药理作用不同于现有药品的药物。我国的《药品注册管理办法》规定，化学药品新药是指"未曾在中国境内上市销售的药品"，"改变给药途径且尚未在国内外上市销售的药品"等。新药的研究与开发是一项科技含量高、投资多、周期长、风险大、效益高的系统工程。不断发现和提供安全、高效、适应疾病谱及质量可控的新药，对于保护人民健康、发展国民经济具有重要的意义。新药从发现到生产直至临床应用，一般要经历创新阶段和开发阶段：在创新阶段要制定合成或分离提纯产物的有效成分，并在病理模型上进行筛选，从而发现有开发价值的化合物，即先导化合物；再研究先导化合物的构效关系，按国家关于新药审批办法的有关规定进行工艺学研究、制剂研究、质量控制、药效学评价、安全性评价、临床药理研究等。

药物科学的发展为新药开发提供了理论基础和技术条件，市场经济竞争也促进了新药快速发展。美国食品与药物管理局（FDA）近十年来每年批准上市的新药都在20种以上。我国近年来引进新药品种很多，但需要加快创新。临床有效的药物都具有相应的药理效应，但具有肯定药理效应的药物却不一定都是临床有效的药物。例如抗高血压药都能降低血压，但降压药并不都是抗高血压药，更不一定是能减少并发症、延长寿命的好药。因此，新药开发研究必须有一个逐步选择与淘汰的过程。为了确保药物对病人的疗效和安全，新药开发不仅需要可靠的科学实验结果，各国政府还对新药生产上市的审批与管理制定了法规，对人民健康及工商业经济权益予以法律保障。

新药来源包括天然产物、半合成及全合成化学物质。过去选药主要方法是依靠实践经验，现在可以根据有效药物的植物分类学找寻近亲品种进行筛选或从有效药物化学结构与药理活性关系推断，定向合成系列产品，然后进行药理筛选。近年来对于机体内在抗病物质（蛋白成分）利用脱氧核糖核酸（DNA）基因重组技术，即将DNA的特异基因区段分离并植入能够迅速生长的细菌或酵母细胞，以获得大量所需蛋白药物。此外，还可对现有药物进行化学结构改造（半合成）或改变剂型，也可获得疗效更好、毒性更小或应用更方便的药物。

新药研究过程大致可分为两个阶段：

（1）临床前研究。这一研究阶段包括用动物进行的系统药理研究及急慢性毒性观察。对于具有选择性药理效应的药物，在进行临床试验前还需要测定该药物在动物体内的吸收、分布及消除过程，以及要弄清新药的作用谱和可能发生的毒性反应。在经过药物管理部门的初步审批后才能进行临床试验，目的在于保证用药安全、有效、可控，临床前药理研究是整个新药评价系统工程中不可逾越的桥梁阶段，其所获结论对新药从实验研究过渡到临床应用具有重要价值。

（2）临床研究。临床研究一般分为四期：Ⅰ期临床试验是在20～30例正常成年志愿者身上进行的初步药理学及人体安全性试验，是新药人体试验的起始阶段，为后续研究提供科学依据；Ⅱ期临床试验为随机双盲对照试验，观察病例不少于100例，对新药的有效性、安全性做出初步评价，并推荐临床用量；Ⅲ期临床试验是在新药批准上市前进行的多中心临床试验，观察例数不少于300例，对新药的有效性和安全性进行社会考察，新药通过该期临床试验后，方能被批准生产、上市；Ⅳ期临床试验是在药品上市后，在社会人群较大范围内（>2 000例）继续进行的药品安全性和有效性评价，在广泛长期使用的条件下考察远期疗效（包括无效病例）和不良反应，也称为售后调研，该期对最终确立新药的临床价值有重要意义。

二、临床药理学在新药评价中的主要任务

观察新药在人体内的代谢特征是临床药理学在新药评价中的主要任务，必须在国家有关机构审批后才能由设备先进的医院在有经验的临床药理学家指导下进行。近年来，数学、物理、化学和电子技术的

广泛应用，使得药效学评价达到微观的程度，而气相色谱、高效液相色谱、放射免疫等技术的应用，解决了过去不能解决的药物微量分析问题。

有目的、有计划、有组织地在群体病人中评价某一药物的长期疗效和不良反应，是临床药理研究的一项经常性工作。如美国糖尿病研究组从 1961 年开始到 1966 年，参加协作的 12 所大学共征集 1 027 名患者来观察预防糖尿病发展过程中的血管并发症，结果发现服用甲苯磺丁脲组的病人发生心血管病死率明显高于其他用药组，于是于 1969 年停止使用甲苯磺丁脲。

三、中药药理学

中药药理学是以中医基本理论为指导，用药理学的方法研究中药对机体各种功能的影响及其作用原理的科学，重点研究与中医理论有关的现代科学研究中药的成果，通过研究和实验了解中药药理的概貌。中药药理学的研究目的，主要是使医务工作者在用药时进一步认识中药防病治病的作用原理，以及产生疗效的物质基础，是中药学范畴中一个重要的组成部分。

利用现代科学方法研究中药，已有八十余载。20 世纪 20 年代初，中国学者首先对麻黄的成分麻黄碱、伪麻黄碱和麻黄定碱进行了系统的化学及药理研究，由于发现它的特异药理作用，其论文报告不仅震动国内，也受到国外的极大重视，并引起世界学者对麻黄碱及其他中药研究的兴趣，使麻黄碱成为世界性的重要药物。由于当时社会动荡、战乱不断，设备简陋，从事研究的人员极少，故研究进展缓慢，成果不多，主要进行了一些单味药的研究，而且没有化学、药理与临床三者的协作。化学方面主要对延胡索、钩藤、麻黄、常山、防己等数十种药材进行研究；药理则主要对麻黄、黄连、常山、延胡索、仙鹤草等数十种药材进行了研究。新中国成立后，政府对中医中药的整理研究和发展十分重视，做出继承、发扬、整理、提高中医中药的重要批示，建立了从中央到地方各省市的中医中药研究机构和各级中医医院，使中药药理和临床研究进入了一个新的阶段，研究范围从单方发展到复方，研究课题从资源调查到生药鉴定、炮制、化学、药理直至临床，单味药品种之多及研究范围之广，诚属空前。对延胡索、粉防己、人参、黄连、葛根、川芎、丹参、三七、枳实、枳壳、灵芝、莪术、大黄、青蒿、青木香、益母草、天花粉等研究均较深入，还从抗微生物、抗寄生虫、抗肿瘤、解热、镇痛、强心、利尿、抗高血压、抗心律不齐等方面进行了大量的筛选。不但对传统中药研究较多，还研究了很多草药，如穿心莲、四季青、毛冬青、矮地茶、福寿草、满山红等，并已提供临床应用，大大丰富了药物品种。综括中草药药理研究，其中部分阐明了中医药理论（如活血化瘀、扶正培本等治则），搞清了某些中药的有效成分（如延胡索乙素、青蒿素、川芎嗪等），改良了某些剂型（如感冒冲剂），发现了某些药的新用途（如枳实、青皮、鹤草芽等）。但中药的成分是复杂的，作用也是多方面的，一个成分绝不能代表一味中药，某个作用也不能概括其全部功效，中药很多问题有待进一步研究。

第四节　药理学的基本概念

一、药物的基本作用

（一）药理作用与药理效应

1. 药物作用：指药物与机体细胞间的初始作用，是动因，是分子反应机制，有其特异性。

2. 药理效应：药物作用的结果，是机体反应的表现，对不同脏器有其选择性。其最基本的药理学效应包括兴奋和抑制。

3. 药理效应的选择性：即药理效应的专一性，是药物引起机体产生效应的范围，是药物分类的依据，又是临床用药时指导用药和拟定治疗剂量的依据。药物的选择性与药物本身的化学结构有关。

4. 药物作用的两重性：

（1）治疗作用。指药物所引起的符合用药目的的作用。

（2）不良反应。指那些不符合药物治疗目的并给患者带来痛苦或危害的反应。

（二）药物的治疗作用及其分类

凡符合用药目的或达到防治效果的作用称为治疗作用。按治疗目的分为：

1. 对因治疗。针对病因治疗称为对因治疗，也称治本。用药目的在于消除原发致病因子，彻底治愈疾病。

2. 对症治疗。用药物改善疾病症状，但不能消除病因，称为对症治疗，也称治标。用药目的在于改善症状。

（三）药物的不良反应

凡不符合药物治疗目的并给患者带来病痛或危害的反应称为不良反应。药物不良反应一般是可以预知的，且停药后可以自行恢复。

1. 副作用：药物在治疗剂量时出现的与治疗目的无关的作用，一般不严重，难以避免。

2. 毒性反应：用药剂量过大或用药时间过长，药物在体内蓄积过多引起的严重不良反应，一般比较严重，是可以预知和可避免的。药物毒性可分为：

（1）急性毒性。短期内过量用药而立即发生的毒性。

（2）慢性毒性。长期用药在体内蓄积而逐渐发生的毒性。致癌、致畸胎、致突变三致反应也属于慢性毒性范畴。

3. 后遗效应：指停药后血药浓度已降至阈浓度以下时残存的生物效应。

4. 停药反应：突然停药后原有疾病加剧，又称反跳反应。

5. 变态反应（过敏反应）：是药物引起的免疫病理反应。

6. 特异质反应：某些药物可使少数患者出现特异性的不良反应，是一种遗传性生化缺陷。

7. 继发反应：由于药物治疗作用引起的不良反应，又称治疗矛盾。

二、药物的量效关系

（一）剂量的概念

1. 最小有效量（阈剂量或阈浓度）：出现疗效所需的最小剂量。

2. 治疗量：指药物的常用量是临床常用的有效剂量范围，一般为介于最小有效量和极量之间的量。

3. 最小中毒量：超过极量，刚引起轻度中毒的量。

4. 半数致死量（LD_{50}）：引起半数动物死亡的剂量。

（二）量效关系及量效反应

1. 量反应

药理效应呈连续增减的量变，可用数或量的分级表示，如血压升降、平滑肌舒缩等。

（1）效价强度：药物达一定药理效应所需的剂量，反映药物与受体的亲和力，其值越小则强度越大。常用产生 50% 最大效应时的剂量来表示，称半数有效剂量（ED_{50}）。

（2）效能：药物达最大药理效应的能力（增加浓度或剂量而效应量不再继续上升），反映药物的内在活性。

2. 质反应

药理效应表现出反应性质的变化，只能用全或无、阳性或阴性表示，如死亡与生存、惊厥与不惊厥等。

（三）药物的时间－效应关系

药物的效应随时间而变化的过程称为药物的时效关系。药物的经时过程分为：潜伏期、持续期、残留期。

三、药物的构效关系

构效关系（SAR）是指药物的结构与药理活性或毒性之间的关系，实验证明，化学结构相似的药物与相同的靶点可通过分子间的相互作用而结合，引起相似或相反的效应。药物与靶点之间相互作用存在必需的基本结构，如逐渐改变其骨架长短、侧链基团、立体异构或几何异构等，均可能影响药物的药效

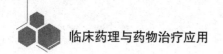

学和药动学性质，进而影响药效乃至毒性。因此，构效关系是药理学的重要概念，对于深入认识药物的作用机制以比较同类新、老药物的结构及效应的发展趋势，对于新药研制以定向设计药物结构，对于从本质上学习、掌握药物作用和指导临床合理用药，都有重要意义。

构效关系的阐明始于磺胺药的发现和后续研究工作。为了定向研制更好的药物，大量的磺胺结构类似物被合成和进行对比实验，从而认识到分子结构与药理活性之间的关系存在内在规律性，人们开始对药物的构效关系有了初步的认识。随后，构效关系的研究经发展为统计回归分析的定量结构活性关系（QSAR）研究，目前已应用高性能计算机辅助进行三维定量结构活性关系（3DQSAR）研究，即所谓的计算机辅助药物设计，极大地提高了药物研发的效率。随着对受体结构信息和药物三维结构认识的不断深入，分析药物分子三维结构与受体作用的相互关系，将更加深入地揭示药物与受体相互作用的机制。

四、药物安全性评价

1. 治疗指数：半数致死量和半数有效量的比值即 LD_{50}/FD_{50}，比值越大相对安全性越大，反之越小。该指标的药物效应及毒性反应性质不明确，这一安全指标并不可靠。

2. 安全范围：$ED_{95} \sim LD_5$ 之间的距离（ED_{95} 表示 95% 有效量；LD_5 表示 5% 致死量），其值越大越安全。药物的安全性与药物剂量（或浓度）有关。

3. 安全指数：5% 致死量与 95% 有效量的比值，即 LD_5/ED_{95}。

4. 安全界限：1% 致死量减去 99% 有效量的差与 99% 有效量的比值，即（LD_1-ED_{99}）/$ED_{99} \times 100\%$。

五、药物的作用机制

药物可通过以下多方面产生药理效应：
（1）改变细胞周围环境的理化性质。
（2）补充机体所缺乏的各种物质。
（3）影响神经递质或激素。
（4）作用于特定靶点受体、酶、离子通道、载体、核酸、免疫系统和基因等。
（5）非特异性作用药物作用主要与其理化性质有关，而不依赖于化学结构，并无特异性作用机制。
（6）参与或干扰细胞代谢。
（7）影响生理物质的转运。
（8）基因治疗。

六、受体学说

（一）受体的概念和特征
受体为糖蛋白或脂蛋白，存在于细胞膜、胞质或细胞核内，能识别周围环境中某种微量化学物质，与药物相结合并能传递信息和引起效应的细胞成分。

受体的特征：①饱和性；②高灵敏度；③可逆性；④高亲和性；⑤多样性。
能与受体特异性结合的物质称为配体，分为内源性配体和外源性配体。

（二）受体的类型
根据受体蛋白结构、信息传导过程、效应性质、受体位置等特点，受体分为四类：
1. 离子通道受体。
2. G 蛋白偶联受体。
3. 酪氨酸激酶受体。
4. 细胞内受体。

（三）药物与受体的相互作用
根据药物的亲和力和内在活性，可将药物分为激动药与拮抗药。

1. 激动药

激动药能与受体结合并激动受体而产生相应的效应，与受体有亲和力和内在活性（α）。

（1）完全激动药：具有较强的亲和力和内在活性（α=1）。

（2）部分激动药：与受体有较强的亲和力和较弱的内在活性（α<1）。

2. 拮抗药

拮抗药能阻断受体活性的配体，与受体有较强的亲和力，但无内在活性（α=0）。

（1）竞争性拮抗药：能与激动药互相竞争同一受体，与受体可逆结合，量效曲线平行右移，斜率和高度（E_{max}）不变。

（2）非竞争性拮抗药：不与激动药互相竞争同一受体，或与受体不可逆结合，量效曲线右移，斜率降低，高度压低。

（四）药物与受体相互作用后的信号转导

细胞间的通信要通过细胞间的信息传递完成，即由信息细胞释放"第一信使"，经细胞外液影响和作用于其他信息接收细胞。"第一信使"并不直接参与细胞的物质和能量代谢，而是将信息传递给"第二信使"，进而调节细胞的生理活动和新陈代谢。

配体作用于受体后，可诱导产生一些细胞内的化学物质，作为细胞内信号的传递物质将信号进一步传递至下游的信号转导蛋白，故称之为第二信使。

现已确定的第二信使包括：环磷腺苷（cAMP）、环磷鸟苷（cGMP）、磷酸肌醇（IP3）、甘油二酯（DG）和钙离子。

七、药物代谢动力学

药物代谢动力学，简称为药动学，研究药物体内过程及体内药物浓度随时间变化的规律。药物在体内虽然不一定集中分布于靶器官，但在分布达到平衡后药理效应强弱与药物血浆浓度成比例。医生可以利用药动学规律科学地计算药物剂量以达到所需的血药浓度并掌握药效的强弱久暂，这样可以比单凭经验处方取得较好的临床疗效。

少数与正常代谢物相似的药物，如5-氟尿嘧啶、甲基多巴等，是靠细胞中的载体主动转运（active transport）而被吸收的，这一主动转运机制与药物在体内分布及肾排泄关系比较密切。易化扩散是靠载体顺浓度梯度跨膜转运的方式，如葡萄糖的吸收，吸收速度较快。固体药物不能被吸收，片剂、胶囊剂在胃肠道必须先崩解、溶解后才可能被吸收。

生物转化的第二步反应是结合。多数经过氧化反应的药物再经肝微粒体的葡萄糖醛酸转移酶作用与葡萄糖醛酸结合。有些药物还能和乙酰基、甘氨酸、硫酸等结合。这些结合反应都需要供体参加，例如二磷酸尿嘧啶是葡萄糖醛酸的供体。

微信扫码
◆临床科研
◆医学前沿
◆临床资讯
◆临床笔记

第二章 药物制剂及药物分析

第一节 缓控迟释制剂

一、概述

药物剂型的发展大致可分为四个阶段：第一代普通制剂；第二代缓释制剂；第三代控释制剂；第四代靶向制剂。随着人们对疾病认识的不断深入，以及新材料、新工艺技术的快速发展，药物新剂型正向"精确给药、定向定位给药、按需给药"的智能化方向发展。

缓释制剂系指在规定释放介质中，按要求缓慢地非恒速释放药物，其与相应的普通制剂比较，给药频率比普通制剂减少一半或给药频率比普通制剂有所减少，且能显著增加患者的顺应性的制剂。控释制剂系指在规定的释放介质中，按要求缓慢地恒速或接近恒速释放药物，其与相应的普通制剂比较，给药频率比普通制剂减少一半或给药频率比普通制剂有所减少，血药浓度比缓释制剂更加平稳，且能显著增加患者的顺应性的制剂。迟释制剂为给药后不立即释放药物的制剂。

第二代至第四代药物制剂，统称为药物传递系统（drug delivery system，DDS）。DDS 已经被广泛应用于各种给药途径，如口服、注射、经皮、鼻腔、口腔等。

1. **速度控制型给药系统** 速度控制型给药系统分缓释、控释和迟释制剂。缓释和控释制剂主要根据释放速度所遵循的规律划分，即控释制剂的释放符合零级释放规律，而缓释制剂的释放符合一级或 Higuchi 等动力学过程。缓释制剂可经口服、注射及黏膜等途径给药，如注射用长效胰岛素、醋酸地塞米松眼部植入剂或克拉霉素缓释片等。控释制剂根据控制释放的机制，可分为膜控型或渗透泵型制剂，如硝苯地平控释片（渗透泵型）、布洛芬缓释（膜控小丸）胶囊剂等。经皮给药系统也是一种良好的控释制剂，依赖控释膜或皮肤的控释作用，可达到恒速释放和（或）吸收，如东莨菪碱贴剂及芬太尼贴剂等。

迟释制剂是一种将药物运送至特定给药部位或可在预设特定时间释药的制剂，既可以起全身作用，也可以起局部作用。常见的有肠溶制剂以及脉冲给药制剂，如奥美拉唑肠溶（小丸）胶囊剂及维拉帕米定时释放片等。

2. **方向控制型给药系统** 方向控制型给药系统主要是指控制药物在体内特定的部位释放的给药系统，包括靶向给药系统和定位给药系统等。靶向给药系统有被动靶向和主动靶向之分，被动靶向主要是利用机体的生理学特性，使组织器官对不同大小的微粒和纳米粒选择性地摄取、释放药物而发挥疗效；主动靶向是通过受体介导等手段，将药物浓集于靶组织或靶细胞而发挥药效。此外，还可以通过磁场、

pH 敏感材料或热敏材料等物理化学手段，实现靶器官或靶细胞的药物浓集。在口服给药系统中，胃内滞留制剂、生物黏附制剂以及结肠定位释放制剂等，也属于方向控制型给药系统。

3. 应答式给药系统 一些疾病的发作显示出生理节律的变化，疾病的防治有时需要一种能根据生理或病理需要，定时、定量释放药物的系统，这就是应答式释药系统。应答式释药系统包括开环和闭环两种系统，开环系统被称作脉冲式释药系统（pulsatile DDS）或外调式释药系统（stimuli-responsive DDS），而闭环系统则被称为自调式释药系统（self-regulating DDS）。

外调式释药系统，是利用外界变化因素，如磁场、光、温度、电场及特定的化学物质等的变化来调节药物的释放。自调式释药系统，则是利用体内的信息反馈控制药物的释放，不需外界的干预。已有报道的自调式释药系统有尿素 – 尿素酶体系、pH– 敏感溶胀型聚合物凝胶体系、葡萄糖 – 葡萄糖酶体系及 pH– 敏感性溶解度控制自调式给药系统等。

二、口服缓、控释给药系统

缓释制剂（sustained-release preparations）系指用药后，能在机体内缓慢释放药物，吸收的药物能在较长时间内维持有效血药浓度的制剂，其药物的释放一般符合一级或 Higuchi 动力学过程。控释制剂（controlled-release preparations）系指药物在规定溶剂中，按设计好的程序缓慢地恒速或接近恒速释放的制剂，药物的释放符合零级速度过程，并且释药速度仅受制剂本身设计的控制，而不受外界条件，如 pH、酶及胃肠蠕动等因素的影响。

肠溶制剂、结肠定位制剂和脉冲制剂等，又被称为迟释制剂（delayed-release preparations）。《中国药典》2010 年版，对于缓释、控释和迟释制剂分别提出了详细的指导原则。《美国药典》将缓控释制剂统一归为调释制剂（modified-release preparations），文献中常见的英文名称还有 extended-release preparations，prolonged action preparations，repeat-actionpreparations 及 retard preparations 等。

与普通制剂比较，缓控释制剂具有以下优点：①减少服药次数，极大提高患者的依从性；②释药徐缓，使血药浓度平稳，避免峰谷现象，有利于降低药物的毒副作用；③缓控释制剂可发挥药物的最佳治疗效果；④某些缓控释制剂可以按要求，实现定时、定位释放，更有利于疾病的治疗。

但缓控释制剂也有不利的一面：①临床应用中剂量调节的灵活性较差。当出现较大的毒副作用时，往往不能立刻停止治疗；②缓释制剂往往是基于健康人群的平均药动学参数设计，如药物在疾患者群的体内药动学特性发生改变时，不能灵活调整其给药方案；③制备缓控释制剂所需设备和工艺费用较常规制剂昂贵。

近年来，发展了多种剂型的缓控释制剂，如片剂、胶囊剂（内装缓释微丸等）、栓剂、渗透泵片、贴剂、植入剂、黏膜黏附剂及注射剂（如微球、纳米粒和脂质体等）等。其中，缓释微丸的应用比较多，其优势在于：①安全性好：在多元粒子中，如果个别单元（粒）被破坏，药物可迅速释放，但对整体影响很小；相比之下，若单元制剂（如缓释片）出现"爆破释放"（dose-dumping），则可影响整体的治疗效果，甚至出现中毒现象（缓释制剂剂量常为普通制剂的数倍）；②个体差异小：胃内容物或胃肠运动对片剂的排空影响较大，而对微小单元，如微丸的胃排空影响较小。因此，可以减少饭前饭后胃功能差别或个体差异的影响。

1. 缓、控释制剂的设计原则

（1）影响设计的因素

1）剂量因素：一般认为每剂 0.5 ~ 1.0g，是普通口服制剂单次给药的最大剂量，同样也适用于缓控释给药系统。随着制剂技术的发展和异形片的出现，目前已上市的口服片剂中，已有超过此剂量限度的制剂。必要时，可采用一次服用多片的方法降低每片的含药量。对于一些治疗窗（therapeutic window）较窄的药物应在安全剂量范围内，设计其缓控释制剂。

2）药物的理化性质：药物的理化性质包括药物的溶解度、pKa 和油 / 水分配系数。药物的口服吸收，受其溶解度及油 / 水分配系数等理化性质的影响。由于大多数呈弱酸或弱碱性的药物，其在胃肠道的不同部位受局部 pH 的影响，呈现不同的解离程度，导致吸收程度也不同。在设计缓控释制剂时，必须考虑药物在胃肠道环境中的溶解和吸收特点。对于难溶的药物，应根据具体情况采取一定的技术提高药物溶解度；同时，控制药物的释放。此外，对于溶解度很小的药物（<0.01mg/mL），由于其本身即具有"缓释"效果，其溶解速度即为药物释放和吸收的限速步骤，不宜设计成扩散控制型的缓控释制剂。

油/水分配系数过高的药物，脂溶性过大，会与脂质膜产生强结合力而不能进入血液循环中；分配系数过小的药物，亲水性强，不易透过生物膜。因此，只有分配系数适中的药物，才容易透过生物膜，进入血液循环中。

3）胃肠道稳定性：口服药物易受胃肠道酸碱水解、酶促降解以及细菌分解的影响。在特定部位降解的药物，可以设计成定位释放制剂，以避免在特定部位的降解。例如，质子泵抑制药奥美拉唑在胃中不稳定，可以制成肠溶制剂给药；蛋白多肽类药物在小肠中将被消化酶大量降解，可以设计成结肠定位给药系统，以提高其生物利用度。

（2）生物因素

1）生物半衰期：制备缓控释制剂的目的是要在较长时间内，使血药浓度维持在治疗的有效浓度范围内。最理想的缓控释制剂应该是药物进入血液循环的速度，与其在体内的消除速度相同。生物半衰期（biological half-life）反映药物的消除速度，对维持治疗浓度至关重要。生物半衰期太短的药物，要维持治疗浓度，必须加大单位给药剂量，不方便给药。一般对于生物半衰期小于1h的药物，如呋塞米和左旋多巴等，都不适宜制成缓释制剂。对于半衰期大于24h的药物，由于其本身在体内的药效就可以维持较长的时间，没有必要制成缓释制剂，如地高辛、华法林和苯妥英等。此外，大多数药物在胃肠道的运行时间为8～12h。因此，药物的释放和吸收时间不宜设计为12h以上。如果在结肠部位可以吸收，则可能使药物释放时间增至24h，从而制成每日服药一次的缓控释制剂。

2）吸收因素：药物的吸收特性，对缓控释制剂的设计影响很大。制备缓控释制剂的目的是通过对制剂的释药速度进行控制，以控制药物的吸收。因此，释药速度必须比吸收速度慢。假设大多数药物和制剂在胃肠道吸收部位的运行时间为8～12h，则吸收的最大半衰期应接近于3～4h，这样可吸收80%～95%的药物；如果吸收半衰期>3～4h，则药物还没有释放完全，制剂已离开吸收部位。而药物的最小表观吸收速度常数应为0.17～0.23/h，实际相当于药物从制剂中释放的速度常数。因此，缓控释制剂的释放速度常数最好在0.17～0.23/h。实践证明，本身吸收速度小的药物不宜制成缓控释制剂。

如果药物是通过主动转运吸收或吸收局限于小肠的某一特定部位，则不利于制成缓释制剂。例如，维生素B_2只在十二指肠上部吸收，而硫酸亚铁的吸收则在十二指肠和空肠上端。因此，药物应在通过这一区域前释放药物。对于这类药物，应设法延长其在胃中的停留时间，使药物在胃中缓慢释放，然后到达吸收部位，可采用胃漂浮或生物黏附等策略。

3）代谢因素：在吸收前有代谢作用的药物如制成缓释剂型，生物利用度则会降低。大多数肠壁酶系统对药物的代谢作用具有饱和性，当药物缓慢地释放到这些部位，由于酶代谢过程未达到饱和，可使大部分药物转换成代谢物。例如，服用阿普洛尔缓释制剂，药物在肠壁代谢的程度增加，生物利用度降低。多巴-脱羧酶在肠壁浓度高，对左旋多巴产生酶代谢，若将左旋多巴与抑制多巴-脱羧酶的化合物一起制成缓释制剂，则既能增加吸收，又能延长其治疗作用时间。

2. 设计要求

（1）生物利用度：缓控释制剂的生物利用度，一般应在普通制剂的80%～120%的范围内。若药物吸收部位主要在胃与小肠，宜设计成每12h服一次；若药物在结肠也有一定的吸收，则可考虑设计为每24h服一次。为了保证缓控释制剂的生物利用度，应根据药物在胃肠道中的吸收速度，控制药物从制剂中的释放速度。

（2）峰、谷浓度比值（C_{max}/C_{min}）。缓控释制剂稳态时的峰浓度与谷浓度之比应小于普通制剂，也可用波动度（fluctuation）表示。根据此项要求，一般半衰期短、治疗窗窄的药物，可设计每12h服用一次；而半衰期长或治疗窗宽的药物，则可设计每24h服用一次；若设计零级释放剂型，如渗透泵制剂，其峰谷浓度的比值应显著小于普通制剂。

3. 处方设计 一般半衰期较短的药物（$t_{1/2}=2～8h$），可以制成缓控释制剂，以降低药物浓度在体内的波动性。例如，盐酸普萘洛尔（$t_{1/2}$=3.1 ~ 4.5h）、茶碱（$t_{1/2}$=3 ~ 8h）以及吗啡（$t_{1/2}$=2.28h）等，均适合制成缓控释制剂。

目前，对于适合制备缓控释口服制剂的药物尚无明确的限定，应视临床治疗需要而定. 一些原先认为不宜制成缓控释制剂的药物，也已经被制成缓控释制剂使用，如；①生物半衰期很短（<1h，如硝酸甘油）或很长（>12h，如地西泮）的药物；②抗生素：过去认为，抗生素制成缓控释制剂后易导致细菌的耐药性。但目前，已有头孢氨苄缓释胶囊和克拉霉素缓释片等上市；③首关作用强的药物，如美托洛尔和普罗帕酮等；④一些成瘾性药物也可制成缓释制剂，以适应特殊的医疗需要。

4. 质量评价 缓控释制剂体内评价的主要意义在于用动物或人体，验证缓控释制剂在体内控制释放性能的优劣，评价体外实验方法的可靠性，并通过体内试验进行制剂的体内药动学研究，计算有关药动学参数，为临床用药提供可靠的依据。体内评价主要包括生物利用度和生物等效性评价。

生物利用度（bioavailability）是指剂型中的药物吸收进入人体血液循环的速度和程度。生物等效性（bioequivalence）是指一种药物的不同制剂，在相同实验条件下，给予相同剂量，其吸收速度和程度无明显差异。《中国药典》2010 年版规定，缓控释制剂的生物利用度与生物等效性的评价应在单次给药与多次给药两种条件下进行。

单次给药（双周期交叉）的实验目的，在于比较受试者分别在空腹状态下服用缓控释受试制剂与参比制剂的吸收速度和吸收程度的生物等效性，并确认受试制剂的缓控释药动学特征。多次给药是比较受试制剂与参比制剂多次连续用药达稳态时，药物的吸收程度、稳态血药浓度和波动情况。参比制剂一般应选用国内外上市的同类缓控释制剂的主导产品，若系创新的缓控释制剂，则应选择国内外上市的同类普通制剂主导产品。

第二节 择时与定位释药制剂

长期以来，药物传递系统的设计一直是基于 Claude Bernard 的生物体内环境自身平衡理论，即生物体可以自身调节并保持内环境的相对稳定。因此，大多数治疗药物都被设计为等间隔、等剂量、多次给药或缓控释剂型，以实现体内平稳的血药浓度及理想的治疗效果。近年来，时辰生物学（chronobiology）、时辰病理学（chronopathology）、时辰药理学（chronopharmacology）和时辰治疗学（chronotherapy）等方面的进展，动摇了上述理论。这些研究表明，许多疾病的发作存在着明显的周期性节律变化。例如，哮喘患者的呼吸困难、最大气流量的降低，在深夜时最为严重；胃溃疡患者的胃酸分泌，在夜间增多；牙痛等疼痛，在夜间至凌晨时更为明显；凌晨睡醒时，血压和心率急剧升高，最易出现心脏病发作和局部缺血现象。而恒速释药的控释制剂，已不能满足这些节律性变化疾病的临床治疗要求。

择时治疗，应根据疾病发病时间规律及治疗药物时辰药理学特性，设计不同的给药时间和剂量方案，选用合适的剂型，降低药物的毒副作用，达到最佳的疗效。口服择时（定时）释药系统（oral chronopharmacologic drug delivery system）就是根据人体的这些生物节律变化特点，按照生理和治疗的需要，定时、定量释药的一种新型给药系统。目前，口服择时给药系统主要有渗透泵脉冲释药制剂、包衣脉冲释药制剂和定时脉冲塞胶剂等。

口服定位释药系统（oral site-specific drug delivery system）是指口服后，能将药物选择性地输送到胃肠道某一特定部位，以速释、缓释或控释释放药物的剂型。其主要目的是：①改善药物在胃肠道的吸收，避免其在胃肠生理环境下失活，如蛋白质或肽类药物制成的结肠定位释药系统；②治疗胃肠道的局部疾病，可提高疗效，减少剂量，降低全身性副作用；③改善缓控释制剂因受胃肠道运动的影响而造成的药物吸收不完全、个体差异大等现象。根据药物在胃肠道的释药部位不同，可设计为胃定位释药系统、小肠定位释药系统和结肠定位释药系统。

一、口服择时（定时）释药系统

1. 渗透泵脉冲释药制剂 渗透泵定时释药系统的基本组成为片芯、半渗透膜包衣层和释药小孔，片芯可为单层或双层。以双层片芯为例，其中一层是含药和渗透物质的聚合物材料层，离释药小孔近；另一层是远离释药小孔的渗透物质层，提供推动药物释放的渗透压。水分通过半透膜渗入膜内后，渗透物质吸水产生足够渗透压的过程需要一定时间。因此，包衣材料的种类、配比以及药物层中聚合物材料的种类和用量都是影响控释药物释放时间的重要因素。必要时，还可通过在渗透泵片的外面包衣，以延长开始释药的时间。

例如，在美国上市的产品 Covera-HS，其主药为盐酸维拉帕米；片芯药物层选用聚氧乙烯（分子量 30 万）、PVPK 29-32 等作为促渗剂；渗透物质层则包括聚氧乙烯（分子量 700 万）、氯化钠、HPMCE-5 等；外层包衣用醋酸纤维素、HPMC 和 PEG3350；用激光在靠近药物层的半透膜上，打释药小孔。此法制备的维拉帕米定时控释片，可在服药后 5h，定时按零级释放药物。临床实践表明，在清晨 3 点左右，高血压患者体内的儿茶酚胺水平增高，收缩压、舒张压和心率增加。因此，心血管患者的意外事件（心肌梗死和心血管猝死）多发生于清晨。晚上临睡前 10 点左右服用 Covera-HS 后，可于次日清晨疾病即将发作时释放出一个脉冲剂量的药物，符合该病节律变化的治疗需要。

2. 包衣脉冲释药制剂　包衣脉冲释药制剂包括含活性药物成分的片芯、微芯和包衣层（可以是一层或多层）。包衣层可阻滞药物从核心中释放，阻滞时间由衣层的组成和厚度来决定。某些制剂的片芯中，还含有崩解剂。当衣层溶蚀或破裂后，崩解剂可使片芯迅速崩解并快速释放药物。脉冲释药制剂主要通过膜包衣技术和压制包衣技术制备。

二、口服定位给药系统

1. 胃定位释药系统　胃内定位释药，主要通过延长胃内的滞留时间来解决。胃内滞留片（gastric retention tablets）是指一类能滞留于胃液中，延长药物在消化道内的释放时间，改善药物吸收，提高药物生物利用度的片剂。

胃内滞留的目的：①促进弱酸性药物和在十二指肠段有主动转运药物的吸收；②提高在肠道环境不稳定药物在胃部的吸收；③提高治疗胃部和十二指肠部位疾病药物的疗效；④延长胃肠道滞留时间，使药物得到充分的吸收。

实现胃滞留的途径有胃内漂浮滞留（gastric floating retention）、胃壁黏附滞留（gastric adhesive retention）及磁导向定位技术（magnetic target site technology）和膨胀滞留（expansion retention）。

2. 结肠定位释药制剂　近年来，受到普遍关注的口服结肠定位给药系统（oral colon-specific drug delivery system，OCDDS），多为肠溶膜控释剂型。所谓 OCDDS，系指用适当方法，避免药物在胃、十二指肠、空肠和回肠前端释放，运送到人体回盲部后释放而发挥局部或全身治疗作用的一种给药系统，是一种定位在结肠释药的制剂。

结肠定位释药的优点有：①提高结肠局部药物浓度，提高药效，利于治疗结肠局部病变，如 Crohn's 病、溃疡性结肠炎、结肠癌和便秘等；②结肠给药可避免首关效应；③结肠部位酶活性低，利于多肽和蛋白质类大分子药物的吸收；④固体制剂在结肠中的转运时间很长，可达 20 ~ 30h。因此，开展 OCDDS 的研究对于缓控释制剂，特别是日服 1 次制剂的开发，具有指导意义。

根据释药原理，可将 OCDDS 分为以下几种类型。

（1）时间控制型 OCDDS：药物经口服后到达结肠的时间约为 6h，用适当方法制备具有一定时滞的时间控制型制剂，可使药物在胃、小肠不释放，到达结肠后开始释放，实现结肠定位给药的目的。大多数的 OCDDS，均由药物储库和外包衣层组成。此包衣层可在一定时间后，溶解、溶蚀或破裂，使药物从储库内芯中迅速释放发挥疗效。时控型 OCDDS 可受到食物的影响，必须控制食物的类型，做到个体化给药，否则可能影响药物的生物利用度。

（2）pH 依赖型 OCDDS：结肠的 pH 为 7.0 ~ 7.5，比胃和小肠的 pH 略高。采用在结肠 pH 环境下溶解的 pH 依赖性高分子聚合物，如聚丙烯酸树脂（Eudragit S100，pH>7.0 溶解）等，可使药物在结肠部位释放并发挥疗效。目前，壳聚糖经人工改造后显示出了良好的结肠定位作用，如半合成的琥珀酰 - 壳聚糖及邻苯二甲酸 - 壳聚糖等。

（3）时控和 pH 依赖结合型 OCDDS：药物在胃肠的转运过程中，胃的排空时间在不同情况下有很大差异，但通过小肠的时间相对稳定，平均约为 4h。另外胃肠的 pH 除在胃中 pH 较低外，在小肠和结肠的 pH 差异较小。在结肠细菌作用以及在病理情况下，可出现结肠 pH 比小肠低的情况。所以，单纯采用时控型和 pH 依赖型，都很难实现 OCDDS 设计的目的。因此，有必要综合时控型和 pH 依赖型设计出一种特殊胶囊，来实现结肠定位释药。此法是将药物与有机酸装入硬胶囊，并用 5% 乙基纤维素的乙醇液密封胶囊连接处。然后，依下列顺序包衣，首先，用胃溶性材料包酸溶性衣层；其次，为羟丙甲纤维素（HPMC）包衣的亲水层；最后，为肠溶性材料包衣的肠溶层；最终形成了三层包衣系统。外层的肠溶层在 pH>5 的条件下溶解，可防止药物在胃中释放。到达小肠后，由于 pH 升高，肠溶层和亲水层溶解，最内层的酸溶性衣层仍能阻滞药物在小肠的释放。到达结肠后，则随着水分向内渗透，有机酸溶解，使得胶囊内 pH 下降，酸溶性衣层溶解，最终释放药物。三层包衣系统，保证了药物在结肠的定位释放，且避免了药物在胃内滞留时间差异的影响；同时，可通过调节酸溶性衣层的厚度，达到控制药物释放时间的目的。

（4）压力控制型 OCDDS：由于结肠内大量的水分和电解质被重新吸收，导致肠内容物的黏度增大。当肠道蠕动时，可对物体产生较大的直接压力，使物体破裂。依此原理，人们设计了压力控制型胶囊。即，将药物用聚乙二醇（PEC）溶解后，注入内表面涂有乙基纤维素（EC）的明胶胶囊内；口服后，明胶层立即溶解，内层的 EC 此刻呈球状（内含药物）；到达结肠后，由于肠压的增大而致其崩解，药物随之释放出来。

（5）酶触发型 OCDDS：结肠内存在大量的细菌及独特的酶系，如偶氮降解酶及糖苷酶等。由酶降解性材料制成的制剂到达结肠后，被降解而释放药物，达到定位给药的目的。此类给药系统，有以下几种类型。

1）前体药物的 OCDDS：将药物与能被结肠糖苷酶或细菌降解的高分子载体结合。口服后，由于胃、小肠内缺乏可降解高分子材料的酶，从而保证了药物只能在结肠定位释放。常见的有偶氮双键前体药物及葡聚糖前体药物等，这些前体药物在胃、小肠不易水解，只有到达结肠时才可被糖苷酶水解并释放药物，发挥疗效。

2）包衣型的 OCDDS：选用能被结肠酶或细菌降解的包衣材料对药物进行包衣，以达到结肠定位给药的目的。较为常用的包衣材料是多糖类，如壳聚糖、环糊精、直链淀粉及果胶；另外，还有偶氮聚合物及二硫化物聚合物等。

3）骨架片型的 OCDDS：将药物与可被结肠酶或细菌降解的载体制成骨架片，以达到结肠靶向给药的目的。

第三节　靶向制剂

一、概述

1. 靶向给药制剂的定义　靶向制剂亦称靶向给药系统（targeted drug delivery systems，TDDS），系指药物进入体循环系统之后，选择性地浓集于需要发挥作用的靶组织、靶器官、靶细胞或细胞内某靶点的制剂。

2. 靶向给药制剂的分类　根据到达靶部位的不同，可把药物的靶向性分为三级：第一级，到达的特定部位是器官或组织；第二级，到达的部位是器官或组织内的特定的细胞（如肿瘤细胞而不是正常细胞，肝实质细胞而不是枯否氏细胞）；第三级，到达的部位是靶细胞内的特定的细胞器（如线粒体）等。

根据靶向传递机制分类，TDDS 大体可分为以下三类：被动靶向制剂、主动靶向制剂和物理化学靶向制剂。

二、 被动靶向制剂

被动靶向制剂即自然靶向制剂，系利用药物载体被生理过程自然吞噬而实现靶向的制剂，包括脂质体、乳剂、微球、纳米囊和纳米球等。

1. 脂质体脂质体（liposomes）与细胞膜的组成相似，能显著增强细胞摄取，延缓和避免耐药性。脂质体在体内细胞水平上的作用机制包括吸附、脂交换、内吞及融合等。脂质体经静注进入体内后，主要集中分布在肝、脾、肺、淋巴结、骨髓等网状内皮，且在炎症、感染和某些实体瘤部位亦较多聚集，具有被动靶向性。脂质体经肌内、皮下或腹腔注射后，首先进入局部淋巴结中，是治疗和预防肿瘤扩散和转移的优良药物载体。脂质体的体内行为主要受四种因素的影响；磷脂组成及含量、胆固醇含量、粒径大小及表面电荷。

2. 纳米粒

（1）纳米粒：纳米粒（nano particles）与脂质体相比，其物理稳定性好，但无脂质体的可特异性融合细胞膜的作用。普通纳米粒经静脉注射后，可被网状内皮系统摄取，被动靶向分布于肝、脾和骨髓。为了提高其他部位的靶向性，可对其进行修饰，制备长循环纳米粒、主动靶向纳米粒及磁性靶向纳米粒等。目前，紫杉醇的白蛋白纳米粒已被美国 FDA 批准上市。

（2）固体脂质纳米粒：固体脂质纳米粒（solid lipid nanoparticles，SLN）采用的类脂生物相容性好、毒性低、理化性质稳定，可以克服脂质体、类脂体及乳剂等剂型的不稳定问题。经静脉给药后，其不仅具有纳米粒的特征，还具有类似乳剂的淋巴靶向性，适合制备抗癌药及消炎药的被动靶向制剂。

（3）聚合物胶束：聚合物胶束（polymeric micelles）是两亲性的高分子物质，在水中自发形成一种自组装结构的纳米粒。与小分子表面活性剂胶束比较，聚合物胶束通常具有更低的临界胶束浓度和解离速率，表现为在生理环境中具有良好的稳定性，能使装载的药物保留更长时间，在靶向部位有更高的药物累积量。聚合物胶束大小为 10 ~ 100nm，药物可通过化学结合或物理作用包裹于其中。目前，对于聚合物胶束作为药物载体的研究，主要集中在两类药物的传递系统中。第一类是高效、毒性大、难溶的药物，主要为抗癌药物，如紫杉醇和多柔比星等；第二类是生理环境下不稳定，且细胞摄取率低的药物，主要为基因药物，如 DNA 质粒和寡核苷酸等。

3. 微球 微球（microspheres）静脉注射后，首先与肺部毛细血管网接触。粒径 >7μm 的微球，被肺有效截获；而 7μm 以下的微球，则会很快被网状内皮系统的巨噬细胞清除，主要集中于肝、脾等含网状内皮系统丰富的组织。

4. 纳米乳 纳米乳（nano emulsions）是粒径为 10 ~ 100nm 的胶体分散系统。纳米乳作为药物传输系统，具有淋巴系统靶向性。抗癌药物制备成注射纳米乳注入体内后，可提高抗癌药物在肝、脾、肺及淋巴等部位的浓度，可提高疗效，降低不良反应；较高的淋巴药物浓度还可有效防止癌细胞从淋巴途径转移。

三、主动靶向制剂

主动靶向制剂一般是指具有主动寻靶功能的药物制剂，包括前体药物和修饰的药物微粒载体两大类。

前体药物：前体药物（prodrugs）是活性药物经化学修饰衍生而成的，在体外无活性或活性很低，在体内经化学反应或酶反应，使母体药物再生而发挥其治疗作用的物质。前体药物在特定的靶部位再生为母体药物的基本条件是：前体药物转化的反应物或酶仅在靶部位存在或表现出活性；前体药物能同药物受体充分接近；有足够量的酶以产生足够量的活性药物；产生的活性药物应能在靶部位滞留，而不漏入循环系统产生不良反应。有些前体药物或者由于不够稳定，或者由于在体内转运受到阻碍，可再制备其衍生物，称为双重前体药物。

（1）脑部靶向前体药物：脑部靶向前体药物的设计，通常是以一些与细胞生长有关或参与体内代谢的生理活性物质，如氨基酸、羧酸及杂环等化合物为载体，将其接入药物分子中，以增加药物与血脑屏障中生物大分子的亲和力，或增加药物的脂溶性，使之容易透过血脑屏障，最后经酶解后释放原药起效。例如，海洛因作为吗啡的二酰基衍生物，由于其脂溶性增加，其穿透血脑屏障的能力较吗啡增强 100 倍。

（2）结肠靶向前体药物：药物与能被结肠菌群分解的、具有特异性酶生物降解的高分子材料结合后，形成前体药物。前体药物口服后，在胃、小肠不降解，到达结肠之后才能降解，从而保证了药物在结肠的定位释放。例如，5- 氨基水杨酸是治疗结肠炎的药物，其前体药物为奥沙拉嗪，通过偶氮键连接两个分子的 5- 氨基水杨酸。该化合物在胃和小肠部位不能吸收也不能分解，到达结肠后在结肠内特有的偶氮还原酶的作用下，偶氮键降解，还原两个分子的 5- 氨基水杨酸，从而发挥抗炎作用。

（3）肾靶向前体药物：通常采用低分子量蛋白质（low molecular weight protein，LMWP）、糖基复合物等药物转运载体制备前体药物。例如，学者张志荣、郑强等选用治疗慢性肾炎的雷公藤内酯醇（triptolide，TP）为模型药物，选用溶菌酶（lysozyme，LZM）为载体，制备了雷公藤内酯醇 - 溶菌酶结合物（TPS-LZM）。体内分布试验显示，与原药相比，结合物具有较好的肾靶向性和滞留时间，而在其他各脏器中的分布显著减少。

（4）肝靶向前体药物：不同类型肝细胞表面具有不同的特异性受体，如肝实质细胞表面的去唾液酸糖蛋白受体（asialoglycoprotein receptor，ASGPR）、低密度脂蛋白受体（low-density lipoprotein receptor，LDLR）和高密度脂蛋白受体（high-density lipoprotein receptor，HDLR），库普弗细胞表面的甘露糖受体和"清道夫"受体（scavenger receptor，SR）等。以 ASGP-R 为例，它是一种在肝实质细胞表面表达并可专一性识别末端含有半乳糖或乙酰氨基半乳糖的糖蛋白。因此，可将大分子药物等经半乳糖糖基化后，制成以 ASGP-R 受体为介导的肝靶向前体药物。

（5）肿瘤靶向前体药物：肿瘤靶向前体药物治疗系统是利用肿瘤中某些酶水平的升高，活化前体药物释放出活性的原药。例如，5- 氟尿苷的前药 5- 去氧 -5- 氟尿苷，即利用骨髓细胞缺少、在肿瘤细胞中大量存在的核苷磷酸酶的作用，释放母体药物，从而降低了药物对正常细胞的毒副反应。

1. 磁性靶向制剂　磁性制剂是将药物与磁性物质共同包裹于高分子聚合物微粒中，利用体外磁场引导微粒在体内定向移动和定位浓集的给药系统。Pulfer 等制备了粒径 10 ～ 20nm 的中性葡聚糖磁性纳米粒，以 4mg/kg 的剂量动脉注射给予荷 RG-2 瘤的雄性大鼠，并在脑部给予 0 ～ 6 000G 的磁场，分别于 30min 和 6h 后处死，收集脑组织进行分析。结果表明，未给予磁场时，每 1g 脑组织中的药量为 23% ～ 31%；外加磁场时，药量可增至 41% ～ 48%。

2. 动脉栓塞靶向制剂　将微球制剂选择性地注入动脉，栓塞某些组织而使这些组织的病灶缺氧、坏死的方法为动脉栓塞给药。这些微球制剂用于肿瘤治疗。一方面，载体长时间停留在动脉内，阻断血液向肿瘤组织提供营养，防止癌细胞的繁殖；另一方面，药物可以不断向肿瘤组织扩散，不但使肿瘤部位的药物浓度长时间维持在较高水平而体循环中的药物浓度较低，从而提高药物的治疗指数，降低毒副作用。值得一提的是，肝是由肝动脉与静脉双重供血的器官，肝细胞 70% ～ 90% 的供血来自门静脉，而肿瘤组织 95% 的供血来自肝动脉，这一特点对肝肿瘤的栓塞化疗极为有利。

3. 热敏靶向制剂　脂质膜在由"凝胶态"转变到液晶结构的相转变温度时，膜的流动性增大，此时包封的药物释放速率亦增大；而未到相转变温度时，药物释放缓慢。根据这一原理，可制备温度敏感脂质体。例如，^{3}H 标记的甲氨蝶呤温度敏感脂质体，注入荷 Lewis 肺癌小鼠的尾静脉后，用微波发生器加热肿瘤部位至 42℃；4h 后，试验组循环系统中的放射活性为对照组的 4 倍。

4. pH 敏感靶向制剂　根据肿瘤间质液的 pH 值一般比周围正常组织低的特点，可设计 pH 敏感脂质体。其原理是 pH 低时可引起六方晶相的形成，致使脂质体膜融合而加速药物释放。pH 敏感的典型磷脂是二油酰磷脂酰乙醇胺。例如，采用二油酰磷脂酰乙醇胺：胆固醇：油酸（摩尔比 4：4：3）制备的 pH 敏感脂质体，将荧光染料导入 NIH3T3 细胞及人胚肺中的成纤维细胞；研究显示，脂质体进入 NIH3T3 细胞后，可在微酸环境中破裂，使荧光物质浓集到细胞内。

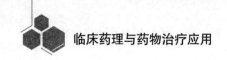

第四节　药品检测方法的要求

一、准确度

准确度（accuracy）是指用该方法测定的结果与真实值或参考值接近的程度，一般以百分回收率（recovery，%）表示。它反映分析方法对样品中被测组分给予全量响应的能力及各步操作和误差对测量值的影响程度。因此，涉及定量测定的检测项目均须验证准确度。

（一）含量测定方法的准确度

原料药可用已知纯度的对照品或样品进行测定，或用本法所得结果与建立准确度的另一方法测定的结果进行比较。制剂可用含已知量被测物的各组分混合物进行测定。如不能得到制剂的全部组分，可向制剂中加入已知量的被测物进行测定，或与另一个已建立准确度的方法比较测定结果。

如该法已建立了精密度、线性和专属性，准确度有时也能被推算出来，不必再做。

（二）杂质定量测定的准确度

可向原料药或制剂中加入已知量杂质进行测定。如果不能得到杂质或降解产物，可用本法测定结果与另一种成熟的方法进行比较，如药典规定方法或经过验证的方法。如不能测得杂质或降解产物的相对响应因子，可用原料药的响应因子。应明确证明单个杂质和杂质总量相当于主成分的质量百分比。

数据要求：在规定范围内，至少用9次测定结果进行评价。例如，制备3个不同浓度的样品，各测定3次。应报告已知加入量的百分回收率，或测定结果平均值与真实值之差及其置信区间。

二、精密度

精密度（precision）是指在规定的条件下，同一个均匀样品，经过多次取样测定所得结果之间的接近程度。一般来说，精密度用偏差d、标准偏差s或相对标准偏差（变异系数）RSD表示。含量测定和杂质定量测定应考虑方法的精密度。精密度验证内容包括重复性、中间精密度和重现性。

（一）重复性（repeatability）

也称批内精密度（intraassay precision），是指在较短时间间隔内，由一个分析人员测定所得结果的精密度。在规定范围内，用至少9次测定结果进行评价，如制备3个不同浓度的样品，各测定3次，或把被测物浓度当作100%，用至少测定6次的结果进行评价。

（二）中间精密度（intermediate precision）

是指在同一实验室，由于实验室内部条件的改变，如在不同时间、由不同分析人员或使用不同仪器设备依法测定，所得结果的精密度。用于考查随机变动因素对精密度的影响。

（三）重现性（reproducibility）

是指在不同实验室由不同分析人员依法测定，所得结果的精密度。通常，分析方法将被法定标准采用时，应进行重现性试验。如建立药典分析方法时，通过协同检验得出重现性结果，协同检验的过程、重现性结果均应记载在起草说明中。

数据要求：均应报告标准偏差、相对标准偏差和置信区间。

三、专属性

专属性（specificity）又称选择性（selectivity），是指在其他成分（如杂质、降解产物、辅料等）可能存在的情况下，采用的方法能准确测定出被测物的特性。它反映了该分析方法在有共存物时对供试物准确而专属的测定能力。专属性常用来表示含有添加杂质、降解产物、相关化合物或其他组分的样品与未曾添加的样品所得分析结果的偏离程度，这种偏离表现为两组样品的含量测定结果不同。除了利用上述两组样品进行分析比较来考察该法的选择性之外，如遇杂质或降解产物是未知组分或不易获得者，可用其他方法（如色谱法等）与之对照比较，以度量测试结果的符合程度。

鉴别反应、杂质检查、含量测定方法,均应考察其专属性。如方法不够专属,应采用多个方法予以补充。

（一）鉴别反应

应能与可能共存的物质或结构相似化合物区分。不含被测成分的样品,以及结构相似或组分中的有关化合物,均应呈负反应。

（二）含量测定和杂质测定

色谱法和其他分离方法,应附代表性图谱,以说明专属性,图中应标明诸成分的位置,色谱法中的分离度应符合要求。

在杂质可获得的情况下,对于含量测定,试样中可加入杂质或辅料,考察测定结果是否受干扰,并可与未加杂质和辅料的试样比较测定结果。对于杂质测定,也可向试样中加入一定量的杂质,考察杂质能否得到分离。在杂质或降解产物不能获得的情况下,可将含有杂质或降解产物的试样进行测定,与另一个经验证了的方法或药典方法比较结果。用强光照射、高温、高湿、酸碱水解或氧化的方法进行加速破坏,以研究降解产物。含量测定方法应比较两法的结果,杂质测定应比较检出杂质个数,必要时可采用二极管陈列检测和质谱检测,进行纯度检查。

四、检测限

检测限（limit of detection,LOD 或 detection limit,DL）是指试样中被测物能被检测出的最低量,是一种限度试验的参数,用于表示测量方法在所述条件下对样品中供试物的最低检出浓度,无须定量测定,只需指出高于或低于该规定浓度即可,常用百分数、ppm 或 ppb 表示。

常用的方法有非仪器分析和目视法信噪比法。

非仪器分析目视法:用已知浓度的被测物,试验出能被可靠地检测出的最低浓度或量。

信噪比法:用于能显示基线噪声的分析方法,即把已知低浓度试样测出的信号与空白样品测出的信号进行比较,算出能被可靠地检测出的最低浓度或量。一般以信噪比为 3∶1 或 2∶1 时相应浓度或注入仪器的量来确定检测限。数据要求上,应附测试图谱,说明测试过程和检测限结果。

五、定量限

定量限（limit of quantitation,LOQ 或 quantitation limit,QL）是指样品中被测物能被定量测定的最低量,其测定结果应具一定准确度和精密度。进行杂质和降解产物定量测定方法研究时,应确定定量限,用百分数、ppm 或 ppb 表示。

定量限常用信噪比法来确定。一般以信噪比为 10∶1 时相应的浓度或注入仪器的量进行确定。

确定定量限的方法因所用方法不同而异,当用非仪器分析方法时,与上述检测限的确定方法相同,如用仪器分析方法时,往往将多次空白试验测得的背景响应的标准差,乘以 10,作为定量限的估计值,再通过试验确定,即得。

六、线性

线性（linearity）是指在设计的范围内,测试结果与试样中被测物浓度直接呈正比关系的程度。换句话说,就是供试物浓度（或质量）的变化与试验结果（或测得的响应信号）成线性关系。

线性关系的测定应在规定的范围内进行。可用一储备液经精密稀释,或分别精密称样并制备成一系列供试液的方法进行测定,至少制备 5 份供试液。以测得的响应信号作为被测物浓度函数作图,观察是否呈线性,再用最小二乘法进行线性回归。必要时,响应信号可经数学转换,再进行线性回归计算。回归曲线的斜率越接近于 1.00,表明越呈线性。

数据要求:列出回归方程、相关系数和线性图。

七、范围

范围（range）是指能达到一定精密度、准确度和线性的条件下,测试方法适用的高低限浓度或量的区间。线性与范围既用于评价分析仪器的工作效能，也用作测定样品中被测组分浓度的标准曲线。

范围应根据分析方法的具体应用和线性、准确度、精密度结果和要求确定。原料药和制剂含量测定，范围应为测试浓度的 80% ~ 120%；制剂含量均匀度检查，范围应为测试浓度的 70% ~ 130%。根据剂型特点，如气雾剂、喷雾剂，范围可适当放宽，溶出度或释放度中的溶出量测定，范围应为限度的 ±20%，如规定限度范围，则应为下限的 –20% 至上限的 +20%；杂质测定研究时，范围应根据初步实测，拟订出规定限度的 ±20%。如果含量测定与杂质检查同时测定，用百分归一化法，则线性范围应为杂质规定下限的 –20% 至含量限度（或上限）的 +20%。

八、耐用性

耐用性（robustness）是指在测定条件稍有变动时，测定结果不受影响的承受程度，为常规检验提供依据。耐用性表示工作与环境的变化对分析方法没有多大影响，是衡量实验室和工作人员之间在正常情况下，试验结果重现性的尺度。开始研究分析方法时，就应考虑其耐用性。如测定条件要求苛刻，则应在方法中写明。

典型的变动因素有：被测溶液的稳定性，样品提取次数，时间等。

液相色谱中典型的变动因素有：流动相的组成和 pH，不同品牌或不同批次的同类型色谱柱、柱温、流速等。

气相色谱法变动因素有：不同品牌或批号的色谱柱、固定相，不同类型的担体，柱温，进样口和检测器温度等。

分析方法的耐用性就是按上述不同条件进行试验，所得结果的重现性再与精密度进行比较，从而确定的。经检验，应说明小的变动能否通过设计的系统适用性试验，以确保方法有效。

九、系统适用性试验

对一些仪器分析方法，在进行验证时，有必要将分析设备、电子仪器与实验操作、被测试样品等一起作为完整的系统进行评估，如系统适用性（system suitability）试验。系统适用性试验参数的设置需根据被验证方法类型而定，如 HPLC 方法需考察理论板数、分离度、重复性和拖尾因子。

药品质量标准分析方法的验证，并不一定对上述几项指标都有要求。通常根据方法的使用时象有所区别，应视具体方法拟订验证的内容。

表2-1 中列出了一些检验项目和相应的验证内容，可供参考。

表 2-1 检验项目和验证内容

项目 内容	鉴别	杂质测定		含量测定及溶出度测定
		定量	限度	
准确度	–	+	–	+
精密度	–	–	–	+
重复性	–	+	–	+
中间精密度	–	+[a]	–	+[a]
专属性[b]	+	+	+	+
检测限	–	–[c]	+	–
定量限	–	+	–	–
线性	–	+	–	+
范围	–	+	–	+
耐用性	+	+	+	+

注：[a] 已有重现性验证，不需验证中间精密度；[b] 如一种方法不够专属，可用其他分析方法予以补充；[c] 视具体情况予以验证。

第三章 自主神经系统药物

第一节 拟胆碱药

一、毛果芸香碱（Pilocarpine）

1. 其他名称 匹鲁卡品。

2. 药理作用 拟胆碱药物，通过直接刺激位于瞳孔括约肌、睫状体及分泌腺上的胆碱受体而起作用。毛果芸香碱通过收缩瞳孔括约肌，使周边虹膜离开房角前壁，开放房角，增加房水排出。同时本品还通过收缩睫状肌的纵行纤维，增加巩膜突的张力，使小梁网间隙开放，房水引流阻力减小，增加房水排出，降低眼压。此外，对平滑肌和各种腺体有直接兴奋作用，对唾液腺和汗腺作用尤为显著；对心血管系统有抑制作用。

3. 适应证 用于急性闭角型青光眼、慢性闭角型青光眼、开角型青光眼、继发性青光眼等。本品可与其他缩瞳剂、β受体阻滞剂、碳酸酐酶抑制剂、拟交感神经药物或高渗脱水剂联合用于治疗青光眼。散瞳后可用本品滴眼缩瞳以抵消睫状肌麻痹剂或扩瞳药的作用。

4. 用法用量

（1）滴眼液：①慢性青光眼：0.5%～4%溶液一次1滴，一日1～4次。②急性闭角型青光眼急性发作期：1%～2%溶液一次1滴，每5～10分钟滴眼1次，3～6次后每1～3小时滴眼1次，直至眼压下降（注意：对侧眼每6～8小时滴眼1次，以防对侧眼闭角型青光的发作）。③缩瞳：对抗散瞳作用，1%溶液滴眼每次1滴，用2～3次；先天性青光眼房角切开或外路小梁切开术前，1%溶液滴眼，一般用1～2次；虹膜切除术前，2%溶液滴眼，一次1滴，共4次。

（2）眼膏：一日1次，在临睡时涂入结膜囊内。

5. 不良反应

（1）眼刺痛，烧灼感，结膜充血引起睫状体痉挛，浅表角膜炎，颞侧或眼周头痛，诱发近视。眼部反应通常发生在治疗初期，并在治疗过程中消失。

（2）老年人和晶状体混浊的患者在照明不足的情况下会有视力减退。

（3）有使用缩瞳剂后视网膜脱离的罕见报告。

（4）长期使用本品可出现晶状体混浊、强直性瞳孔缩小、虹膜后粘连、虹膜囊肿及近视程度加深。

（5）局部用药后出现全身不良反应的情况罕见，但偶见特别敏感的患者，局部常规用药后出现流涎、出汗、胃肠道反应和支气管痉挛。

6. 禁忌　对本药过敏者、支气管哮喘者、急性角膜炎及虹膜睫状体炎等不应缩瞳的眼病患者禁用。

7. 注意事项

（1）定期检查眼压：如出现视力改变，需查视力、视野、眼压描记及房角等，根据病情变化改变用药及治疗方案。

（2）心血管疾病患者应监测本药诱导的心律改变或血流动力学改变。

（3）为避免吸收过多引起全身不良反应，滴眼后需用手指压迫泪囊部 1 ~ 2 分钟。

（4）瞳孔缩小常引起暗适应困难，应告知需在夜间开车或从事照明不好的危险职业的患者。

（5）以下情况慎用本药：胆石症或胆道疾病，慢性阻塞性肺疾病，甲状腺功能亢进，帕金森病，消化性溃疡或胃肠道痉挛，尿路梗阻，急性结膜炎、角膜炎。

（6）孕妇及哺乳期妇女用药的安全性尚未确定，故应慎用。FDA 对本药的妊娠安全性分级为 C 级。

（7）儿童要慎用本品，因患儿体重轻，易用药过量引起全身中毒。

8. 药物相互作用

（1）本品与 β 受体阻滞药、碳酸酐酶抑制剂、高渗脱水剂联合使用有协同作用。

（2）本品与拉坦前列素合用可降低葡萄膜巩膜途径房水流出的量，减低降眼压作用。

（3）与局部抗胆碱药合用将干扰本品的降眼压作用。与适量的全身抗胆碱药物合用，因全身用药到达眼部的浓度很低，通常不影响本品的降眼压作用。

9. 规格　滴眼液：10mL：50mg；10mL：100mg；10mL：200mg。眼膏：1%；2%；4%。

二、卡巴胆碱（Carbachol）

1. 其他名称　氨甲酰胆碱、卡巴克。

2. 药理作用　人工合成的拟胆碱药，能直接作用于瞳孔括约肌产生缩瞳作用，同时还有抗胆碱酯酶间接作用，故缩瞳时间较长。

此外，本药还可增加胃肠道张力及收缩蠕动的作用，可加强膀胱逼尿肌的收缩，可扩张几乎所有的血管床，有负性肌力和负性变时作用，可导致支气管收缩。

3. 适应证　用于人工晶体植入、白内障摘除、角膜移植等需要缩瞳的眼科手术。

4. 用法用量　前房内注射，一次 0.02mg。

5. 不良反应

（1）可引起较强的调节痉挛及由此引起的暂时性视力下降和头痛等不良反应，还可见结膜充血、泪腺分泌增多以及眼睑瘙痒、抽动，并可增加虹膜及睫状体的血流。另外尚有引起白内障的报道。

（2）较少引起全身不良反应，偶可出现皮肤潮红、出汗、上腹部不适、腹部绞痛、呃逆、膀胱紧缩感、头痛和流涎等。

6. 禁忌　对本品过敏、甲状腺功能亢进、低血压、消化性溃疡、支气管哮喘、心律失常、癫痫、震颤麻痹、闭角型青光眼、机械性肠梗阻、尿路阻塞或痉挛等患者禁用。

7. 注意事项

（1）尚不清楚是否对胎儿有害，妊娠期间使用应权衡利弊。FDA 对本药的妊娠安全性分级为 C 级。

（2）尚不清楚本药是否分泌入乳汁，哺乳期妇女慎用。

（3）禁用于静脉或肌内注射。

8. 药物相互作用　局部（眼部）使用非甾体类抗炎药时，本品可失效。

9. 规格　注射液：1mL：0.1mg。

三、新斯的明（Neostigmine）

1. 药理作用　本品通过抑制胆碱酯酶活性而发挥完全拟胆碱作用，还能直接激动骨骼肌运动终板上烟碱样受体（N_2 受体）。其作用特点为对腺体、眼、心血管及支气管平滑肌作用较弱，能促进胃收缩和增加胃酸分泌，并促进小肠、大肠，尤其是结肠的蠕动，从而防止肠道弛缓，促进肠内容物向下推进。本品对骨骼肌兴奋作用较强，但对中枢作用较弱。

2. 适应证　用于手术结束时拮抗非去极化肌肉松弛药的残留肌松作用，用于重症肌无力、手术后功能性肠胀气及尿潴留等。

3. 用法用量　皮下注射或肌内注射。①重症肌无力：一次 0.25 ~ 1mg，一日 1 ~ 3 次。②术后尿潴留：一次 0.25mg，每 4 ~ 6 小时 1 次，持续 2 ~ 3 天。③术后腹胀：一次 0.5mg，可重复给药。极量，一次 1mg，一日 5mg。

4. 不良反应

（1）可致药疹，常见不良反应包括恶心、呕吐、腹泻、流泪、流涎等，严重时可出现共济失调、惊厥、昏迷、语言不清、焦虑不安、恐惧甚至心脏停搏。

（2）少见肌纤维自发性收缩，随之出现随意肌麻痹。

5. 禁忌

（1）对本品过敏者禁用。

（2）癫痫、心绞痛、室性心动过速、机械性肠梗阻或泌尿道梗阻及哮喘患者禁用。

（3）心律失常、窦性心动过缓、血压下降、迷走神经张力升高者禁用。

6. 注意事项

（1）甲状腺功能亢进症和帕金森症等慎用。

（2）孕妇用药后，由于子宫收缩，可引起早产。FDA 对本药的妊娠安全性分级为 C 级。

（3）尚不清楚本药是否分泌入乳汁，哺乳期妇女慎用。

7. 药物相互作用

（1）氨基糖苷类抗生素、卷曲霉素、林可霉素、多黏菌素、利多卡因静脉注射或奎宁肌内注射，均能作用于神经肌接头，使骨骼肌张力减弱，故对本药作用可产生不同程度的拮抗。

（2）阻断交感神经节的降压药（如胍乙啶、美卡拉明和咪芬），可减弱本药的效应。

（3）能抑制血浆中胆碱酯酶的活性，使酯族局麻药在体内水解缓慢，易致中毒反应。故在使用本药期间宜采用酰胺族局麻药。

（4）可减弱乙醚、恩氟烷、异氟烷、甲氧氟烷、环丙烷等吸入全麻药的肌松作用。

（5）阿托品作用于 M 胆碱受体，能减少胆碱酯酶抑制药过量时的不良反应，故当本药用于拮抗非去极化肌松药时，可与阿托品合用。

（6）即使是微弱的抗毒蕈碱样作用的药物（如普鲁卡因胺、奎尼丁等），也可减弱本药对重症肌无力的疗效，故不宜合用。

8. 规格　注射液：1mL：0.5mg；1mL：1mg。

四、溴吡斯的明（Pyridostigmine Bromide）

1. 其他名称　溴吡啶斯的明。

2. 药理作用　可逆性的抗胆碱酯酶药，能抑制胆碱酯酶的活性，使胆碱能神经末梢释放的乙酰胆碱破坏减少，突触间隙中乙酰胆碱积聚，出现毒蕈碱样（M）和烟碱样（N）胆碱受体兴奋作用。此外，对运动终板上的烟碱样胆碱受体（N_2 受体）有直接兴奋作用，并能促进运动神经末梢释放乙酰胆碱，从而提高胃肠道、支气管平滑肌和全身骨骼肌的肌张力。

3. 适应证　用于重症肌无力、手术后功能性肠胀气及尿潴留等。

4. 用法用量　口服。一般成人为 60 ~ 120mg，每 3 ~ 4 小时 1 次。

5. 不良反应

（1）可出现轻度的抗胆碱酯酶的毒性反应，如腹痛、腹泻、唾液增多、气管内黏液分泌增加、出汗、缩瞳、血压下降和心动过缓等，一般能自行消失。

（2）可出现溴化物的反应，如皮疹、乏力、恶心和呕吐等。

6. 禁忌

（1）对本药过敏者禁用。

（2）心绞痛、支气管哮喘、机械性肠梗阻及尿路梗阻患者禁用。

7. 注意事项

（1）心律失常（尤其是房室传导阻滞）、术后肺不张或肺炎者慎用。

（2）本品吸收、代谢、排泄存在明显的个体差异，其药量和用药时间应根据服药后效应而定。

（3）孕妇用药后，由于子宫收缩，可引起早产。FDA 对本药的妊娠安全性分级为 C 级。

（4）本药可少量分泌入乳汁中。常规剂量时，婴儿通过乳汁摄入的药物量极少，乳母可安全用药。

8. 药物相互作用

（1）能抑制血浆中胆碱酯酶的活性，使酯族局麻药在体内水解缓慢，易致中毒反应。故在使用本药期间宜采用酰胺族局麻药。

（2）氨基糖苷类抗生素、卷曲霉素、林可霉素、多黏菌素、利多卡因静脉注射或奎宁肌内注射，均能作用于神经肌接头，使骨骼肌张力减弱，故对本药作用可产生不同程度的拮抗。

（3）可减弱乙醚、恩氟烷、异氟烷、甲氧氟烷、环丙烷等吸入全麻药的肌松作用。

（4）阻断交感神经节的降压药（如胍乙啶、美卡拉明和咪芬），可减弱本药的效应。

（5）即使是微弱的抗毒蕈碱样作用的药物（如普鲁卡因胺、奎尼丁等），也可减弱本药对重症肌无力的疗效，故不宜合用。

（6）阿托品作用于 M 胆碱受体，能减少胆碱酯酶抑制药过量时的不良反应，故当本药用于拮抗非去极化肌松药时，可与阿托品合用。

9. 规格　片剂：60mg。

五、石杉碱甲（Huperzine A）

1. 药理作用　胆碱酯酶抑制剂，对乙酰胆碱酯酶具有选择性抑制作用，具有促进记忆再现、增强记忆、保持和加强肌肉收缩强度的作用。

2. 适应证

（1）用于良性记忆障碍，提高患者指向记忆、联想学习、图像回忆、无意义图形再认及人像回忆等能力。

（2）对多型痴呆和脑器质性病变引起的记忆、认知功能及情绪行为障碍亦有改善作用。

（3）亦可用于重症肌无力。

3. 用法用量　口服。一次 0.1 ~ 0.2mg，一日 2 次，可酌情调整剂量，一日量最多不超过 0.45mg。1 ~ 2 月为一疗程。

4. 不良反应　少数患者给药后可出现头晕、耳鸣、恶心、多汗、乏力、腹痛、肌束颤动等。个别患者有瞳孔缩小、呕吐、视物模糊、心率改变、流涎、嗜睡等。大剂量可出现胃肠道不适、乏力、出汗等。

5. 禁忌　对本药过敏、癫痫、肾功能不全、机械性肠梗阻、尿路梗阻及心绞痛等患者禁用。

6. 注意事项

（1）心动过缓、支气管哮喘者慎用。

（2）本品用量有个体差异，一般应从小剂量开始给药。

（3）尚无资料证实孕妇用药的安全性，孕妇应慎用本药。

（4）尚不清楚哺乳期间用药的安全性。

7. 规格片剂：0.05mg。胶囊剂：0.05mg。

六、依酚氯铵（Edrophonium Chloride）

1. 药理作用　抗胆碱酯酶药物，类似新斯的明，对骨骼肌的作用特别突出。还有类似兴奋迷走神经作用，能延长心房肌的有效不应期，阻抑房室结传导，纠正阵发性室上性或房性心动过速。

2. 适应证　用于诊断重症肌无力和鉴别肌无力危象及胆碱能危象。也用作筒箭毒碱等非去极化肌松药的拮抗剂。

3. 用法用量

（1）用于重症肌无力的诊断

1）肌内注射：①成人一次 10mg，重症肌无力患者此时应出现肌力改善，约可维持 5 分钟。②婴儿一次 0.5 ~ 1mg。③体重 34kg 以下儿童一次 2mg，34kg 以上儿童一次 5mg。

2）静脉注射：①成人先静脉注射 2mg，如 15 –30 秒无效，再静脉注射 8mg。重症肌无力患者此时应出现肌力改善，约可维持 5 分钟。②婴儿一次 0.5mg。③体重 34kg 以下儿童先注射 1mg，如 30 ~ 45 秒无效，再重复 1mg，直到总量达 5mg。体重 34kg 以上儿童先注射 2mg，如 30 ~ 45 秒无效，再重复 1mg，直到总量达 10mg。

（2）用于肌无力危象和胆碱能危象的鉴别：成人注射 1 ~ 2mg，密切注意患者反应，出现肌力改善者属于重症肌无力危象，进一步肌力减退者为胆碱能危象。

（3）用于筒箭毒碱等非去极化肌松弛药的拮抗剂：成人先静脉注射 10mg，如 30 ~ 45 秒无效，再重复。

4. 不良反应

（1）可见唾液增加、支气管痉挛、心动徐缓、心律失常等反应。

（2）偶见室性期前收缩、腹痛、流涎、恶心、视物模糊和腿痛。

5. 禁忌　心脏病患者、手术后腹胀或尿潴留以及正在使用洋地黄类药物患者禁用。

6. 注意事项

（1）术后肺不张或肺炎、房室传导阻滞、支气管哮喘患者慎用。

（2）孕妇用药后，由于子宫收缩，可引起早产。FDA 对本药的妊娠安全性分级为 C 级。

（3）尚不清楚本药是否分泌入乳汁，哺乳期妇女慎用。

7. 药物相互作用

（1）能抑制血浆中胆碱酯酶的活性，使酯族局麻药在体内水解缓慢，易致中毒反应。故在使用本药期间宜采用酰胺族局麻药。

（2）与地高辛等洋地黄类药物联用，会导致房室传导阻滞、心动过缓和心脏停搏。

（3）氨基糖苷类抗生素、卷曲霉素、林可霉素、多黏菌素、利多卡因静脉注射或奎宁肌内注射，均能作用于神经肌接头，使骨骼肌张力减弱，故对本药作用可产生不同程度的拮抗。

（4）可减弱乙醚、恩氟烷、异氟烷、甲氧氟烷、环丙烷等吸入全麻药的肌松作用。

（5）乙酰唑胺作为利尿药静脉给药，与本药合用可能导致患者的肌无力症状加重。

（6）阻断交感神经节的降压药（如胍乙啶、美卡拉明和咪芬），可减弱本药的效应。

（7）即使是微弱的抗毒蕈碱样作用的药物（如普鲁卡因胺、奎尼丁等），也可减弱本药对重症肌无力的疗效，故不宜合用。

（8）阿托品作用于 M 胆碱受体，能减少胆碱酯酶抑制药过量时的不良反应，故当本药用于拮抗非去极化肌松药时，可与阿托品合用。

8. 规格　注射液：1mL：10mg；20mL：20mg；10mL：100mg。

七、加兰他敏（Galanthamine）

1. 药理作用　可逆性抗胆碱酯酶药。作用与新斯的明相似，可透过血脑屏障，对抗非去极化肌松药。对运动终板上的 N_2 胆碱受体也有直接兴奋作用，可改善神经肌肉传导，并有一定的中枢拟胆碱作用。

2. 适应证　用于重症肌无力、脊髓灰质炎后遗症以及拮抗氯化筒箭毒碱及类似药物的非去极化肌松作用。静脉注射可迅速逆转注射氢溴酸东莨菪碱所致的中枢抗胆碱作用。

3. 用法用量

（1）肌肉或皮下注射：①重症肌无力：成人一次 2.5 ~ 10mg，一日 1 次，2 ~ 6 周为一疗程。小儿按体重一次 0.05 ~ 01mg/kg，一日 1 次，2 ~ 6 周为一疗程。②抗筒箭毒碱非去极化肌松作用：成人肌内注射起始剂量 5 ~ 10mg，5 ~ 10 分钟后按需要可逐渐增加至 10 ~ 20mg。

（2）静脉注射：逆转注射氢溴酸东莨菪碱所致的中枢抗胆碱作用，一次 0.5mg/kg。

4. 不良反应

（1）神经系统：常见发热、疲劳、眩晕、头痛、发抖、失眠、嗜睡、抑郁、梦幻、意识错乱及晕厥。罕见有张力亢进、感觉异常、失语症和运动机能亢进、震颤、腿痛性痉挛、一过性缺血发作或脑血管意外等。

（2）胃肠系统：可见口干、恶心、呕吐、腹胀、反胃、腹痛、腹泻、厌食、消化不良、吞咽困难、消化道出血。

（3）心血管系统：可见心动过缓、心律不齐、房室传导阻滞、房性心律失常、心悸、心肌缺血或梗死，低血压罕见。

（4）血液系统：贫血可见，偶见血小板减少。

（5）内分泌和代谢系统：可见体重下降、脱水、低钾血症，偶见血糖增高。

5. 禁忌　癫痫、机械性肠梗阻、支气管哮喘、心绞痛和心动过缓者禁用。

6. 注意事项

（1）有消化性溃疡病史或同时使用非甾体类抗炎药、中度肝肾功能不全、病窦综合征及其他室上性心脏传导阻滞患者慎用。

（2）孕妇用药的安全性尚未确定，孕妇使用应权衡利弊。FDA 对本药的妊娠安全性分级为 B 级。

（3）尚不清楚本药是否分泌入乳汁，哺乳期妇女不推荐使用。

7. 药物相互作用

（1）与 CYP2D6 酶抑制药（阿米替林、氟西汀、氟伏沙明、帕罗西汀及奎尼丁）合用，可使本药的清除减少，不良反应发生率增加。

（2）肾上腺素 β 受体阻断药可明显减慢心率，与本药合用可致严重心动过缓。

（3）本药能加强麻醉过程中琥珀酰胆碱类药物的肌松作用。

（4）能抑制血浆中胆碱酯酶的活性，使酯族局麻药在体内水解缓慢，易致中毒反应。故在使用本药期间宜采用酰胺族局麻药。

（5）抗毒蕈碱样作用的药物（如普鲁卡因胺、奎尼丁等），可减弱本药对重症肌无力的疗效，不宜合用。

（6）红霉素可降低本药的疗效。

（7）阻断交感神经节的降压药（如胍乙啶、美卡拉明和咪芬），可减弱本药的效应。

（8）与地高辛等洋地黄类药物联用，会导致房室传导阻滞、心动过缓和心脏停搏。

（9）可拮抗氨基糖苷类抗生素、卷曲霉素、林可霉素、多黏菌素、利多卡因静脉注射或奎宁肌内注射产生的肌松作用。

（10）可减弱乙醚、恩氟烷、异氟烷、甲氧氟烷、环丙烷等吸入全麻药的肌松作用。

8. 规格　注射液：1mL：1mg；1mL：2.5mg；1mL：5mg。

第二节　抗胆碱药

一、阿托品（Atropine）

1. 其他名称　颠茄碱。

2. 药理作用　M 胆碱受体阻滞剂。具有松弛内脏平滑肌的作用，从而解除平滑肌痉挛，缓解或消除胃肠平滑肌痉挛所致的绞痛，对膀胱逼尿肌、胆管、输尿管、支气管都有解痉作用，但对子宫平滑肌的影响较少。治疗剂量时，对正常活动的平滑肌影响较小，但对过度活动或痉挛的内脏平滑肌则有显著的解痉作用。大剂量可抑制胃酸分泌，但对胃酸浓度、胃蛋白酶和黏液的分泌影响很小。随用药剂量增加可依次出现如下反应：腺体分泌较少、瞳孔扩大和调节麻痹、心率加快、膀胱和胃肠道平滑肌的兴奋性降低、胃液分泌抑制。中毒剂量则出现中枢症状。本品对心脏、肠和支气管平滑肌作用比其他颠茄生物碱更强而持久。麻醉前用药可减少麻醉过程中支气管黏液分泌，预防术后引起肺炎，并消除吗啡对呼吸的抑制。经眼部给药，可阻断眼部 M 胆碱受体，从而使瞳孔括约肌和睫状肌松弛，形成扩瞳效应。

3. 适应证

（1）用于各种内脏绞痛，对胃肠绞痛及膀胱刺激症状疗效较好，但对胆绞痛、肾绞痛的疗效较差。

（2）用于迷走神经过度兴奋所致的窦房传导阻滞、房室传导阻滞等缓慢型心律失常，也可用于继发于窦房结功能低下而出现的室性异位节律。

（3）用于锑剂中毒引起的阿 – 斯综合征、有机磷农药中毒、氨基甲酸酯类农药中毒、急性毒蕈碱中毒、乌头中毒、钙通道阻滞药过量引起的心动过缓。

（4）用于抗休克。

（5）用于麻醉前给药，以抑制腺体分泌，特别是呼吸道黏液分泌。

（6）眼用制剂可用于葡萄膜炎、散瞳。

4. 用法用量

（1）口服：成人一次 0.3 ~ 0.6mg，一日 3 次，极量每次 1mg，一日 3 次。儿童一次 0.01mg/kg，每 4 ~ 6 小时 1 次。

（2）静脉注射：①成人一般情况：一次 0.3 ~ 0.5mg，一日 0.5 ~ 3mg。极量：一次 2mg。②抗休克：成人一次 0.02 ~ 0.05mg/kg，用 50% 葡萄糖注射液稀释后于 5 ~ 10 分钟注射，每 15 ~ 30 分钟一次，2 ~ 3 次后如情况未好转可逐渐增加用量，直到患者面色潮红、四肢温暖、瞳孔中度散大、收缩压在 75mmHg 以上时，逐渐减量至停药。儿童 0.03 ~ 0.05mg/kg，每 15 ~ 30 分钟一次，2 ~ 3 次后如情况未好转可逐渐增加用量，至情况好转后可逐渐减量至停药。③抗心律失常：成人一次 0.5 ~ 1mg，按需可 1 ~ 2 小时 1 次，最大用量为 2mg。儿童一次 0.01 ~ 0.03mg/kg。④解毒：锑剂引起的阿 – 斯综合征一次 1 ~ 2mg，15 ~ 30 分钟后再注射 1mg，如患者无发作，按需每 3 ~ 4 小时皮下或肌内注射 1mg。有机磷农药中毒一次 1 ~ 2mg（严重有机磷农药中毒时可加大 5 ~ 10 倍），每 10 ~ 20 分钟重复，直到发绀消失，继续用药至病情稳定，然后用维持量，有时需连用 2 ~ 3 天。

（3）静脉滴注：抗休克，一次 0.02 ~ 0.05mg/kg，用葡萄糖注射液稀释后滴注。

（4）肌内注射：①一般情况：剂量同静脉注射。②麻醉前用药：术前 0.5 ~ 1 小时给予，单次 0.5mg。③解毒：锑剂引起的阿 – 斯综合征剂量同静脉注射。有机磷农药中毒剂量同静脉注射。乌头中毒、钙通道阻滞药过量，一次 0.5 ~ 1mg，每 1 ~ 4 小时 1 次，至中毒症状缓解。

（5）皮下注射：①一般情况：剂量同静脉注射。②缓解内脏绞痛：一次 0.5mg。③麻醉前用药：成人单次 0.5mg。儿童体重 3kg 以下者，单次 0.1mg；7 ~ 9kg，单次 0.2mg；12 ~ 16kg，单次 0.3mg；20 ~ 27kg，单次 0.4mg；32kg 以上，单次 0.5mg。④解毒：剂量同静脉注射。

（6）经眼用药：①眼用凝胶：滴入结膜囊，一次 1 滴，一日 3 次。②滴眼液：滴入结膜囊，一次 1 滴，一日 1 ~ 2 次。③眼膏：涂少许在下穹隆，一日 1 ~ 3 次。

5. 不良反应　本药具多种药理作用，临床应用其中一种作用时，其他作用则成为不良反应。

（1）常见便秘、出汗减少、口鼻咽喉干燥、视物模糊、皮肤潮红、排尿困难、胃肠动力低下、胃 – 食管反流。

（2）少见眼压升高，过敏性皮疹或疱疹。

（3）眼部用药可出现皮肤黏膜干燥发热、面部潮红、心动过速、视物模糊、短暂的眼部烧灼感和刺痛、畏光、眼睑肿胀等；少数患者眼睑出现瘙痒、红肿、结膜充血等过敏反应。

6. 禁忌　青光眼及前列腺肥大者、高热者禁用。

7. 注意事项

（1）对其他颠茄生物碱不耐受者，对本品也不耐受。

（2）下列情况应慎用：①脑损害，尤其是儿童。②心脏病，特别是心律失常、充血性心力衰竭、冠心病、二尖瓣狭窄等。③反流性食管炎、食管与胃的运动减弱、下食管括约肌松弛。④20 岁以上患者存在潜隐性青光眼时，有诱发的危险。⑤溃疡性结肠炎。⑥前列腺肥大引起的尿路感染及尿路阻塞性疾病。

（3）孕妇静脉注射阿托品可使胎儿心动过速，孕妇使用需考虑用药的利弊。FDA 对本药的妊娠安全性分级为 C 级。

（4）本品可分泌至乳汁，并有抑制泌乳作用，哺乳期妇女慎用。

（5）婴幼儿对本品的毒性反应极敏感，特别是痉挛性麻痹与脑损伤的小儿，反应更强。环境温度较高时，因闭汗有体温急骤升高的危险，应用时要严密观察。

（6）老年人容易发生抗 M 胆碱样副作用，如排尿困难、便秘、口干（特别是男性），也易诱发未经诊断的青光眼，一经发现，应即停药。本品对老年人尤易致汗液分泌减少，影响散热，故夏天慎用。

（7）酚磺酞试验时本品可减少酚磺酞的排出量。

8. 药物相互作用

（1）与尿碱化药包括含镁或钙的制酸药、碳酸酐酶抑制药、碳酸氢钠、枸橼酸盐等合用时，本药排泄延迟，作用时间和（或）毒性增加。

（2）与金刚烷胺、吩噻嗪类药、其他抗胆碱药、扑米酮、普鲁卡因胺、三环类抗抑郁药合用，本药的毒副反应可加剧。

（3）与单胺氧化酶抑制剂（包括呋喃唑酮、丙卡巴肼等）伍用时，可加强抗 M 胆碱作用的副作用。

（4）与甲氧氯普胺并用时，后者的促进肠胃运动作用可被拮抗。

（5）本药可加重胺碘酮所致的心动过缓。

（6）与奎尼丁合用，可增强本药对迷走神经的抑制作用。

（7）与异烟肼合用，本药抗胆碱作用增强。

（8）与哌替啶合用，有协同解痉和止痛作用。

（9）胆碱酯酶复活药与本药合用可减少本药用量和不良反应，增强治疗有机磷农药中毒的疗效。

（10）抗组胺药可增强本药的外周和中枢效应，也可加重口干、尿潴留及眼压增高等不良反应。

9. 规格　片剂：0.3mg。注射液：1mL：0.5mg；1mL：1mg；1mL：5mg。滴眼液：10mL：50mg。眼膏：0.5%；1%；2%。眼用凝胶：5g：50mg。

二、东莨菪碱（Scopolamine）

1. 药理作用　外周作用较强的抗胆碱药，阻断 M 胆碱受体。本品的外周作用较阿托品强而维持时间短，能抑制腺体分泌，解除毛细血管痉挛，改善微循环，扩张支气管，解除平滑肌痉挛；对大脑皮质有明显抑制作用，对呼吸中枢有兴奋作用。

2. 适应证　用于麻醉前给药，震颤麻痹，晕动病，躁狂性精神病，胃、肠、胆、肾平滑肌痉挛，胃酸分泌过多，感染性休克，有机磷农药中毒。

3. 用法用量　皮下或肌内注射，一次 0.3 ~ 0.5mg，极量一次 0.5mg，一日 1.5mg。

4. 不良反应　常有口干、眩晕，严重时瞳孔散大，皮肤潮红、灼热，兴奋，烦躁，谵语，惊厥，心跳加快。

5. 禁忌

（1）对本品过敏者禁用。

（2）青光眼患者禁用。

（3）严重心脏病、器质性幽门狭窄或麻痹性肠梗阻者禁用。

6. 注意事项

（1）前列腺肥大者慎用。

（2）皮下或肌内注射时要注意避开神经与血管。如需反复注射，不要在同一部位，应左右交替注射。

（3）孕妇及哺乳期妇女用药的安全性尚不明确。

（4）老年患者用药需注意呼吸和意识情况。

7. 药物相互作用

（1）不能与抗抑郁、治疗精神病和帕金森病的药物合用。

（2）其他参见阿托品。

8. 规格　氢溴酸东莨菪碱注射液：1mL：0.3mg；1mL：0.5mg。

三、山莨菪碱（Anisodamine）

1. 其他名称　654-2。

2. 药理作用　M胆碱受体阻断药，作用与阿托品相似或稍弱，有明显外周抗胆碱作用，能松弛平滑肌，解除微血管痉挛，故有解痉止痛和改善微循环作用。其扩瞳和抑制腺体分泌的作用是阿托品的1/20～1/10。因不能通过血脑屏障，故中枢作用较弱。

3. 适应证　用于感染中毒性休克、有机磷农药中毒、平滑肌痉挛、眩晕症。

4. 用法用量

（1）口服：一次5～10mg，一日3次。用于缓解疼痛时一次5mg，疼痛时服，必要时4小时后可重复一次。

（2）肌注：一次5～10mg，每日1～2次。

（3）静脉用药：①感染中毒性休克：依病情决定剂量，成人一次10～40mg，儿童一次0.3～2mg/kg，稀释后静脉注射，也可将本品5～10mg加于5%葡萄糖液200mL中静脉滴注，每隔10～30分钟重复给药，随病情好转延长给药间隔，直至停药，情况无好转可酌情加量。②有机磷农药中毒的解救用量视病情而定。

5. 不良反应　与阿托品相似，但毒性较低。可有口干、面红、轻度扩瞳、视近物模糊等，用量较大时可有心率加快及排尿困难，多在1～3小时内消失。

6. 禁忌

（1）颅内压增高、脑出血急性期、前列腺增生、尿潴留及青光眼患者禁用。

（2）哺乳期妇女禁用。

7. 注意事项

（1）严重肺功能不全、严重心力衰竭慎用。

（2）可延长胃排空时间，能增加很多药物的吸收，使发生不良反应的危险性增加。

（3）孕妇慎用。

8. 药物相互作用

（1）与甲氧氯普胺、多潘立酮等合用，各自效用降低。

（2）与哌替啶合用，有协同解痉和止痛作用。

（3）可拮抗去甲肾上腺素所致的血管痉挛。

（4）可拮抗毛果芸香碱的促分泌作用，但抑制强度低于阿托品。

9. 规格　注射液：5mg。片剂5mg。

四、托品卡胺（Tropicamide）

1. 其他名称　托品酰胺。

2. 药理作用　为M胆碱受体阻断药，作用类似阿托品。能阻滞乙酰胆碱引起的瞳孔括约肌及睫状肌的兴奋作用，使瞳孔括约肌及睫状肌松弛，出现扩瞳和调节麻痹。其0.5%溶液可引起瞳孔散大，1%溶液还可引起睫状肌麻痹。

3. 适应证　用于散瞳和调节麻痹。

4. 用法用量　0.5%～1%溶液滴眼，一次1滴，间隔5分钟滴第2次。

5. 不良反应

（1）有类似阿托品样作用，可使闭角型青光眼眼压急剧升高，也可能激发未被诊断的闭角型青光眼。

（2）本药 1% 溶液可能产生暂时的刺激症状。若溶液浓度过高或滴药次数过多，可引起口干、便秘、排尿困难、心动过速等不良反应。

（3）偶有报道可导致过敏性休克。

6. 禁忌

（1）闭角型青光眼者禁用。

（2）婴幼儿有脑损伤、痉挛性麻痹及先天愚型综合征者禁用。

7. 注意事项

（1）前列腺增生患者慎用。

（2）为避免药物经鼻黏膜吸收，滴眼后应压迫泪囊部 2 ~ 3 分钟。

（3）婴幼儿对本药极为敏感，药物吸收后可引起眼周局部皮肤潮红、口干等。

（4）高龄患者易产生阿托品样毒性反应，也可能激发未被诊断的闭角型青光眼，一经发现应立即停药。

（5）FDA 对本药的妊娠安全性分级为 C 级。

（6）药物对哺乳的影响尚不明确。

（7）如出现口干、颜面潮红等阿托品样毒性反应，应立即停用，必要时予拟胆碱类药物解毒。

（8）如出现过敏症状或眼压升高应停用。

8. 药物相互作用　尚不明确。

9. 规格　滴眼液：6mL：15mg；6mL：30mg。

五、樟柳碱（Anisodine）

1. 药理作用　本品具有明显的中枢抗胆碱作用，它和乙酰胆碱在 M 胆碱受体部位竞争，阻止乙酰胆碱与 M 胆碱受体结合，从而阻断神经冲动传递，达到干扰由胆碱能神经传递引起的生理功能。能解除血管痉挛，改善微循环，有抗震颤、解痉、平喘、抑制腺体分泌、散瞳及对抗有机磷酸酯类农药中毒的作用。作用强度较阿托品为弱，而毒性小。

2. 适应证　用于偏头痛、血管性头痛、视网膜血管痉挛、缺血性视神经病变、神经系统炎症及脑血管所引起的急性瘫痪、震颤麻痹等，亦可用于有机磷酸酯类农药中毒的解毒。

3. 用法用量　口服。常用量：一次 1 ~ 4mg，一日 1 ~ 10mg。

4. 不良反应

（1）可有口干、头昏、面红、瞳孔散大、尿失禁、疲乏等。

（2）偶见暂时性黄疸、意识模糊，减药或停药后可自行消失。

5. 禁忌　青光眼、出血性疾病、脑出血急性期患者禁用。

6. 注意事项

（1）心脏病、严重心衰、心律失常患者及儿童慎用。

（2）孕妇及哺乳期妇女用药的安全性尚不明确。

7. 规格　片剂：1mg；3mg。

六、颠茄（Beliadonna）

1. 药理作用　①抗 M 胆碱作用：能抑制乙酰胆碱的毒蕈碱样作用，主要抑制节后胆碱能神经支配的自主性效应器部位乙酰胆碱的活动，无胆碱能神经供应但受乙酰胆碱支配的平滑肌的活动也被抑制。节后胆碱能神经支配的胆碱受体位于平滑肌、心肌、窦房结和房室结以及外分泌腺等处。较大量的颠茄也能减少胃肠道的运动和分泌，降低输尿管和膀胱的张力，对胆总管和胆囊仅略为松弛。②止呕吐：主要在于能降低迷路中受体的应激性，以及抑制前庭与小脑间神经通道的传导。③抗晕眩：可能作用于大脑皮层或在皮层外围的球囊筛区和椭圆囊筛区。

2. 适应证　用于胃及十二指肠溃疡，胃肠道、肾、胆绞痛等。

3. 用法用量　口服，常用量，一次 0.3 ~ 1mL，一日 1 ~ 3mL；极量，一次 1.5mL，一日 4.5mL。

4. 不良反应

（1）较常见便秘、出汗减少、口鼻咽喉及皮肤干燥、视力模糊、排尿困难（尤其老年人）。

（2）少见眼睛痛、眼压升高、过敏性皮疹或疱疹。

5. 注意事项

（1）对阿托品或其他颠茄生物碱不耐受，对颠茄也可不耐受。

（2）幼儿及儿童对颠茄的阿托品样毒性反应极为敏感。痉挛性麻痹与脑损害的幼儿及儿童，对颠茄的反应增强，应用时要严密观察。环境温度较高时，可有体温急骤升高的危险，原因是汗腺分泌活动受抑制，多见于婴幼儿。脸红反应则系皮下血管扩张所致。

（3）老年病患者应用一般常用量即可出现烦躁、震颤、昏睡或谵妄等症状。老年人特别容易发生抗毒蕈碱样不良反应，如便秘、口干和尿潴留（尤其是男性）。也易诱发未经诊断的青光眼。一经发现，应即停药。

（4）下述疾病应慎用：①脑损害，尤其是儿童，颠茄的中枢神经作用可加强。②心脏病特别是心律失常、充血性心力衰竭、冠心病、二尖瓣狭窄等。③先天愚型，可出现瞳孔散大及心率加快。④反流性食管炎，食管与胃的运动减弱，下食管括约肌松弛，可使胃排空延迟，从而促成胃潴留，并增加胃 - 食管的反流。⑤胃肠道阻塞性疾患，如贲门失弛缓症和幽门梗阻等，可因肌运动和张力的削弱而引起梗阻及胃潴留。⑥青光眼（闭角型或潜在型），颠茄可诱发闭角型青光眼的急性发作，20 岁以上患者青光眼潜在，有诱发的危险。⑦急性出血伴有心血管功能不全者，心率加速可能对病情不利，⑧肝功能中度损害，可减少减慢颠茄的代谢。⑨膈疝合并反流性食管炎，颠茄可使症状加重。⑩高血压，可因用药而加重。⑪甲状腺功能亢进，心动过速更甚。⑫老年衰弱患者，肠道松弛无力，或已有麻痹性肠梗阻先兆，有导致完全性肠梗阻的危险。⑬肺部疾患，特别是婴幼儿及衰弱患者，支气管分泌减少，痰浓缩后有支气管栓子形成。⑭重症肌无力者，乙酰胆碱的生理作用被抑制后的病情可加重。⑮自主神经疾病等患者，尿潴留和睫状肌麻痹可加重。⑯前列腺肥大、非阻塞性（膀胱张力减低）及尿路阻塞性疾病，可能导致完全性尿潴留。⑰中度肾功能损害，颠茄排泄减少而发生不良反应。⑱小儿痉挛性麻痹，对颠茄的效应可增加。⑲可加重心动过速。⑳溃疡性结肠炎，用药量大时肠能动度降低，可导致麻痹性肠梗阻，且可诱发及加重中毒性巨结肠症。

6. 药物相互作用

（1）与尿碱化药伍用时，包括碳酸酐酶抑制药等，颠茄排泄延迟，疗效、毒性都可因此而加强。

（2）与金刚烷胺、美克洛嗪、吩噻嗪类药、其他抗胆碱药、扑米酮、普鲁卡因胺、三环类抗抑郁药等伍用时，颠茄的毒副反应可加剧。

（3）与制酸药、吸附性止泻药等伍用时，颠茄吸收减少，疗效削弱，二者服用的时间应隔开 1 小时以上。

（4）与可待因或美沙酮等伍用时可发生严重便秘，导致麻痹性肠梗阻或（和）尿潴留。

（5）与甲氧氯普胺伍用时，其促进胃肠运动的作用可被颠茄所拮抗。

（6）与单胺氧化酶抑制剂（包括呋喃唑酮、丙卡巴肼等）伍用时，颠茄在肝脏的解毒被阻断，因而可加强其抗 M 胆碱作用的不良反应，另外，这种抑制剂本身也有抗 M 胆碱作用。

7. 规格　酊剂：500mL。

七、曲司氯铵（Trospium Chloride）

1. 药理作用　人工合成的具有四个铵基结构的托品酸衍生物，属副交感神经阻滞药，作用类似于阿托品，主要通过与内源性神经递质乙酰胆碱竞争性结合突触后膜 M 受体而起作用，对有副交感神经支配的器官起着降低副交感神经张力、去除因副交感神经引起的平滑肌痉挛的作用，对胃肠、胆道和泌尿道也有一定作用。本品脂溶性低而不易通过血脑屏障，不会产生中枢神经系统副作用。

2. 适应证　用于治疗由于逼尿肌不稳定或逼尿肌反射亢进引起的尿频、尿急和急迫性尿失禁等症。

3. 用法用量　口服，饭前空腹用水整片冲服。每日 2 次，每次 20mg。

严重肾功能不全［肌酐清除率在 10 ~ 30mL/（min·1.73m^2）］患者的推荐剂量为每日或隔日

20mg。

4. 不良反应　在服用曲司氯铵治疗期间可出现抗胆碱能样副作用，如口干、消化不良和便秘等。

5. 禁忌　以下情况时禁用：对曲司氯铵活性成分和其他成分过敏；尿潴留，前列腺增生伴尿潴留；闭角型青光眼（高眼压）；心动过速（心率快，有时心律不规则）；重症肌无力（表现为劳累状况下肌肉快速疲劳）；严重的溃疡性结肠炎；毒性巨结肠；需透析的肾功能不全〔肌酐清除率小于 10mL/（min·1.73m^2）〕。

6. 注意事项

（1）慎用于以下患者：幽门梗阻等有胃肠道梗阻的患者；尿流梗阻有形成尿潴留危险者；自主神经功能障碍者；食道裂孔疝伴反流性食道炎者；甲状腺功能亢进、冠心病及充血性心力衰竭等非正常性的心率快速的患者。

（2）由于本品尚无肝损害患者使用的有效资料，因此不推荐在此类患者应用该药。

（3）本品主要通过肾脏而被清除，在肾功能不全患者使用时可导致本品血浆浓度的急剧升高，因此肾功能轻度和中度受损患者应慎用本品。

（4）在开始服用本品前，应排除以下疾病：心血管疾病、肾脏疾病、烦渴症和泌尿系感染及肿瘤等可导致尿频、尿急和急迫性尿失禁的器质性疾患。

（5）因本品中含有小麦淀粉赋形剂，有腹腔疾患的患者在使用本药前应咨询医生。

（6）原则上讲，存在眼调节障碍的患者会降低处理道路交通和使用机器的能力。但是本品的实验结果并未显示存在影响和驾驶能力关联的身体机能的作用（视觉定位、一般反应能力、压力反应能力、集中能力和运动协调能力）。

7. 药物相互作用

（1）加强药物的抗胆碱能作用，如金刚烷胺、三环类抗抑郁药、奎尼丁、抗组胺和维拉帕米；加强拟交感药物的心动加速作用；降低如甲氧氯普胺和西沙比利等药物的正性动力作用。

（2）由于本品可影响胃肠道的动力和分泌，因此不能排除本品会影响同时服用的其他药物的吸收。

（3）由于不能排除瓜耳胶、考来烯胺等药物抑制本品的吸收，因此不推荐这些药物与本品同用。

（4）体外试验显示，本品可影响与药物代谢有关的细胞色素酶 P450 的代谢（CYPIA2、2A6、2C9、2C19、2D19、2D6、2E1、3A4）。对其他的代谢无影响。

8. 规格片剂：20mg。

八、双环维林（Dicyclomine）

1. 药理作用　本品为抗胆碱药，其作用与阿托品相似而较弱，并有局部麻醉作用。
2. 适应证　用于胃及十二指肠溃疡，胃酸过多，及胆、胃肠道、尿道痉挛等。
3. 用法用量　口服：每次 10 ~ 20mg，每日 3 ~ 4 次或睡前服。
4. 禁忌　青光眼、前列腺肥大及幽门梗阻患者忌用
5. 注意事项　参见阿托品。
6. 规格片剂：10mg。

第三节　拟肾上腺素药

一、萘甲唑啉（Naphazoline）

1. 药理作用　拟肾上腺素药，有收缩血管作用。
2. 适应证

（1）滴眼液用于过敏性结膜炎。

（2）滴鼻液用于过敏性及炎症性鼻充血、急慢性鼻炎等。

3. 用法用量

（1）滴眼：一次 1 ~ 2 滴，一日 2 ~ 3 次。

（2）治鼻充血：用其 0.05 ~ 0.1% 溶液，每侧鼻孔滴 2 ~ 3 滴。

4. 不良反应

（1）偶有眼部疼痛、流泪等轻度刺激作用。

（2）连续长期使用易引起反跳性充血。

5. 禁忌　对本品过敏者、青光眼或其他严重眼病患者、萎缩性鼻炎患者禁用。

6. 注意事项

（1）高血压和甲状腺功能亢进患者慎用。

（2）儿童、老年人、孕妇及哺乳期妇女慎用。

（3）滴眼液在使用过程中，如发现眼红、疼痛等症状应停药。

（4）滴鼻液过浓，滴药过多，或误吞药液，均可引起中毒，对小儿尤须小心。

（5）滴鼻液滴药的间隔时间，最好不少于 4 小时。

（6）滴鼻液不宜长期使用，否则可能引起萎缩性鼻炎。

7. 药物相互作用　单胺氧化酶抑制剂或拟交感药物不能与本品同用。

8. 规格　滴眼液：0.012%。滴鼻液：0.05%；0.1%。

二、米多君（Midodrine）

1. 药理作用　本品在体内形成活性代谢物脱甘氨酸米多君，后者为肾上腺素 α_1 受体激动剂，可通过兴奋动脉和静脉 α 受体而使血管收缩，进而升高血压。本品能增加各种原因导致的体位性低血压患者立位、坐位和卧位的收缩压和舒张压。改善循环容量不足引起的症状（如晨起精神不振、乏力、头晕、眼花等）。

本品不会激动心脏肾上腺素 β 受体，且基本不能透过血脑屏障，因而不会影响中枢神经系统的功能，但用药后由于反馈作用，心率可能下降。可使膀胱内括约肌张力增高，导致排尿延迟。

2. 适应证　用于治疗各种原因引起的低血压症，尤其是血液循环失调引起的体位性低血压。还可用于压力性尿失禁的辅助治疗。

3. 用法用量　成人和 12 岁以上儿童口服。

（1）低血压：开始剂量一次 2.5mg，一日 2 ~ 3 次。必要时可逐渐增至一次 10mg，一日 3 次。

（2）血液循环失调：一次 2.5mg，一日 2 次，早、晚服用。必要时一次 2.5mg，一日 3 次。个别患者可减至一次 1.25mg，一日 2 次。

（3）尿失禁：开始剂量一次 2.5mg，一日 2 次。必要时可逐渐增至一次 5mg，一日 2 ~ 3 次。

4. 不良反应

（1）常见的不良反应：卧位和坐位时的高血压，主要发生于头皮的感觉异常和瘙痒，皮肤竖毛反应（鸡皮疙瘩），寒战，尿失禁，尿潴留和尿频。

（2）少见的不良反应：头痛，头胀，面部血管扩张，脸红，思维错乱，口干，神经质或焦虑及皮疹。

（3）偶发的不良反应：视野缺损，眩晕，皮肤过敏，失眠，嗜睡，多形性红斑，口疮，皮肤干燥，排尿障碍，乏力，背痛，心口灼热，恶心，胃肠不适，胃肠胀气及腿痛性痉挛。

5. 禁忌　禁用于严重器质性心脏病、急性肾脏疾病、嗜铬细胞瘤或甲状腺功能亢进的患者。

6. 注意事项

（1）尿潴留、有眼内压增高危险、使用可引起心率减慢的药物的患者应慎用本品。

（2）动物实验中，本品可使家兔胚胎的存活率降低。妊娠期应用本品时，须充分权衡利弊。FDA 对本药的妊娠安全性分级为 C 级。

（3）尚不清楚本品是否可分泌到母乳中，哺乳期妇女应谨慎使用本品。

（4）12 岁以下儿童不宜使用本品。

（5）体位性低血压患者应监测卧位和立位的收缩压、舒张压以及心率。

7. 药物相互作用

（1）强心苷类与本品同时使用时，可能导致心动过缓、房室传导阻滞或心律失常。

（2）与阿托品、保钠的糖皮质激素、血管收缩药（如伪麻黄碱、麻黄碱等）可能增强本品的升压效应。

（3）肾上腺素 α 受体阻滞剂，如哌唑嗪、特拉唑嗪和多沙唑嗪，能拮抗本品的作用，也可使心动过缓加重。

（4）与三环类抗抑郁药、抗组胺药、甲状腺激素及单胺氧化酶抑制药合用，可引起高血压、心律失常和心动过速。

8. 规格　片剂：2.5mg。

第四节　α、β 受体阻断药

一、拉贝洛尔（Labetalol）

1. 药理作用　本品具有选择性 α_1 受体和非选择性 β 受体拮抗作用，两种作用均有降压效应，对 β 受体的作用比 α 受体强。通过抑制心肌及血管平滑肌的收缩反应发挥降压作用。在降压同时伴有心率减慢、冠脉流量增加、外周血管阻力下降。大剂量时具有膜稳定作用，内源性拟交感活性甚微。本品降压强度与剂量及体位有关，立位血压下降较卧位明显，不伴反射性心动过速和心动过缓。

2. 适应证

（1）用于治疗各种类型高血压，尤其是高血压危象。也适用于伴有冠心病的高血压。

（2）用于外科手术前控制血压。

（3）用于嗜铬细胞瘤的降压治疗。

（4）用于妊娠高血压。

3. 用法用量

（1）静脉注射：一次 25～50mg，加 10% 葡萄糖注射液 20mL，于 5～10 分钟内缓慢推注，如降压效果不理想可于 15 分钟后重复一次，直至产生理想的降压效果。总剂量不超过 200mg。

（2）静脉滴注：本品 100mg 加 5% 葡萄糖注射液或 0.9% 氯化钠注射液 250mL，静脉滴注速度为 1～4mg/min，直至取得较好效果，然后停止滴注。有效剂量为 50～200mg，但对嗜铬细胞瘤患者可能需 300mg 以上。

（3）口服：一次 100mg，一日 2～3 次，2～3 天后根据需要加量。饭后服。极量为每日 2 400mg。

4. 不良反应　患者偶有头昏、胃肠道不适、疲乏、感觉异常、哮喘加重等症。个别患者有体位性低血压。

5. 禁忌

（1）支气管哮喘患者禁用。

（2）心源性休克、心脏传导阻滞（Ⅱ～Ⅲ度房室传导阻滞）禁用。

（3）重度或急性心力衰竭、窦性心动过缓等患者禁用。

6. 注意事项

（1）有下列情况应慎用：过敏史、充血性心力衰竭、糖尿病、肺气肿或非过敏性支气管炎、肝功能不全、甲状腺功能低下、雷诺综合征或其他周围血管疾病、肾功能减退。

（2）静脉用药时患者应卧位，滴注切勿过速，以防降压过快。注射毕应静卧 10～30 分钟。

（3）本品尿中代谢产物可造成尿儿茶酚胺和香草基杏仁酸（VMA）假性升高；本品可使尿中苯异丙胺试验呈假阳性。

（4）孕妇（妊娠高血压除外）慎用。FDA 对本药的妊娠安全性分级为 C 级。

（5）本药少量可自乳汁分泌，哺乳期妇女慎用。

（6）儿童用药的安全性和有效性尚不明确。

7. 药物相互作用

（1）本药与三环抗抑郁药同时应用可产生震颤。

（2）本品可减弱硝酸甘油的反射性心动过速，但降压作用可协同。

（3）本品可增强氟烷对血压的作用。

8. 规格　注射液：5mL：50mg；20mL：200mg。片剂：100mg。

二、卡维地洛（Carvedilol）

1. 药理作用　本品具有选择性 α_1 受体和非选择性 β 受体阻滞作用。通过阻滞突触后膜 α_1 受体，从而扩张血管、降低外周血管阻力；阻滞 β 受体，抑制肾素分泌，阻断肾素 – 血管紧张素 – 醛固酮系统，产生降压作用。无内在拟交感活性，具有膜稳定特性。对心排血量及心率影响不大，极少产生水钠潴留。

2. 适应证

（1）用于轻、中度原发性高血压：可单独用药，也可和其他降压药合用，尤其是噻嗪类利尿剂。

（2）治疗有症状的充血性心力衰竭：可降低死亡率和心血管事件的住院率，改善患者一般情况并减慢疾病进展。卡维地洛可做标准治疗的附加治疗，也可用于不耐受 ACEI 或没有使用洋地黄、肼屈嗪、硝酸盐类药物治疗的患者。

（3）用于心绞痛。

3. 用法用量　口服。

（1）高血压：推荐起始剂量一次 6.25mg，一日 2 次，如果可耐受，以服药后 1 小时的立位收缩压作为指导，维持该剂量 7～14 天，然后根据谷浓度时的血压，在需要的情况下增至一次 12.5mg，一日 2 次，甚至可一次 25mg，一日 2 次。一般在 7～14 天内达到完全的降压作用。总量不超过 50mg/d。

（2）有症状的充血性心力衰竭：接受洋地黄类药物、利尿剂和 ACEI 治疗患者必须先用这些药物稳定病情后再使用本药。推荐起始剂量一次 3.125mg，一日 2 次，口服 2 周，如果可耐受，可增至一次 6.25mg，一日 2 次。此后可每隔 2 周剂量加倍至患者可耐受的最大剂量。最大推荐剂量：<85kg 者，一次 25mg，一日 2 次；≥ 85kg 者，一次 50mg，一日 2 次。每次剂量增加前，需评估患者有无心力衰竭加重或血管扩张的症状。一过性心力衰竭加重或水钠潴留须用增加利尿剂剂量处理，有时需减少卡维地洛剂量或暂时中止卡维地洛治疗。卡维地洛停药超过两周时，再次用药应从一次 3.125mg、每日 2 次开始，然后以上述推荐方法增加剂量。血管扩张的症状，开始可通过降低利尿剂剂量处理。若症状持续，需降低 ACEI（如使用）剂量，然后如需要再降低卡维地洛剂量，在这些情况下，卡维地洛不能增加剂量，直到心力衰竭加重或血管扩张的症状稳定。

4. 不良反应

（1）中枢神经系统：偶尔发生轻度头晕、头痛、乏力，特别是在治疗早期；抑郁、睡眠紊乱、感觉异常罕见。

（2）心血管系统：治疗早期偶尔有心动过缓、体位性低血压，很少有晕厥；外周循环障碍（四肢发凉）不常见，可使原有间歇性跛行或有雷诺现象的患者症状加重；水肿和心绞痛不常见；个别患者可出现房室传导阻滞和心衰加重。

（3）呼吸系统：可诱导有痉挛或呼吸困难倾向的患者发病；罕见鼻塞。

（4）消化系统：偶有恶心、腹泻、腹痛和呕吐，便秘少见。

（5）皮肤：少见变态反应性皮疹，个别患者可出现荨麻疹、瘙痒、扁平苔藓样皮肤反应。可能发生银屑样皮肤损害或使原有的病情加重。

（6）血液：偶见血清转氨酶改变，血小板减少，白细胞减少等。

（7）代谢：由于本药具有 β 受体阻断剂的特性，因此不能排除以下可能：潜伏的糖尿病变成临床糖尿病，临床糖尿病恶化，或者血糖反向调节受抑制。心力衰竭患者偶尔出现体重增加和高胆固醇血症。

（8）其他：偶见四肢疼痛，罕见口干。

5. 禁忌

（1）严重心衰，NYHA 分级Ⅳ级失代偿性心功能不全，需要静脉使用正性肌力药物患者。

（2）哮喘、伴有支气管痉挛的慢性阻塞性肺疾病的患者。

（3）Ⅱ度或Ⅲ度房室传导阻滞患者。

（4）病态窦房结综合征。

（5）心源性休克。

（6）严重心动过缓。

（7）严重肝功能不全患者。

（8）对本品过敏者。

（9）糖尿病酮症酸中毒、代谢性酸中毒。

6. 注意事项

（1）下列情况慎用：甲状腺功能亢进者，外周血管疾病患者，嗜铬细胞瘤患者，不稳定或继发性高血压患者，变异性心绞痛患者，糖尿病患者，已用洋地黄、利尿剂及 ACEI 控制病情的充血性心力衰竭患者，伴有低血压（收缩压 <100mmHg）、缺血性心脏病和弥漫性血管疾病和（或）肾功能不全的充血性心力衰竭患者，手术患者。

（2）妊娠妇女用药研究尚不充分，只有卡维地洛对胎儿的有益性大于危险性时，方可使用。FDA 对本药的妊娠安全性分级为 C 级。

（3）是否分泌入人类的乳汁尚不清楚。使用前应权衡利弊，用药期间暂停哺乳。

（4）18 岁以下患者的安全性和疗效尚不明确。

（5）用于伴有低血压（收缩压 <100mmHg）、缺血性心脏病和弥漫性血管疾病和（或）肾功能不全的充血性心力衰竭患者，可引起可逆性肾功能障碍。此类患者在加量时建议监测肾功能，如肾功能恶化，需停药或减量。

（6）伴有糖尿病的充血性心力衰竭患者使用时，可能会使血糖难以控制。在开始使用阶段，应定期监测血糖并相应调整降糖药的用量。

（7）嗜铬细胞瘤患者在使用 β 受体阻滞剂之前应先使用 α 受体阻滞剂。

（8）有支气管痉挛倾向的患者可能会发生呼吸道阻力增加，从而导致呼吸窘迫，在开始使用阶段及增加剂量期间应密切观察。

（9）可能掩盖甲状腺功能亢进的症状，不能突然停用，应逐渐减量，并密切观察。

（10）可能影响驾驶车辆和操作机器的能力，在开始用药、剂量改变时更为明显。

（11）应避免突然停药，尤其是缺血性心脏病患者。必须 1 ～ 2 周以上逐渐停药。

7. 药物相互作用

（1）可加强其他降压药物（如利血平、甲基多巴、可乐定、钙拮抗剂、肾上腺素受体阻滞药）及有降压副作用的药物（巴比妥酸盐、吩噻嗪、三环抗抑郁药）的降压作用，加重不良反应。

（2）西咪替丁等肝药酶抑制药可使本品在体内分解作用减弱，可能会导致本品血药浓度增高。

（3）与胺碘酮合用，对心脏的效应增强，可出现低血压、心动过缓或心脏停搏。

（4）可能增强胰岛素或口服降糖药降低血糖的作用，而低血糖的症状和体征（尤其是心动过速）可能被掩盖或减弱而不易被发现。

（5）能抑制环孢素的代谢，使后者的毒性增加。

（6）与洋地黄类药物合用，可增加后者血药浓度，可出现房室传导阻滞等毒性症状。

（7）非甾体类抗炎药能减弱本品的降压作用。

（8）利福平等肝药酶诱导剂可诱导本药的代谢，从而减弱本品的作用。

（9）与麻醉药有协同作用，可导致负性肌力和低血压等。

（10）能阻滞肾上腺素 β 受体，从而引起心动徐缓并拮抗肾上腺素的作用。

8. 规格　片剂：20mg。胶囊剂：10mg。

三、阿罗洛尔（Arotinolol）

1. 药理作用　本药具有 α 及 β 受体阻断作用，其作用比值约为 1∶8。通过适宜的 α 受体阻断作用，在不使末梢血管阻力升高的情况下，通过 β 受体阻断作用产生降压效果；通过 β 受体阻断作用抑制亢进的心功能，减少心肌耗氧量，同时通过 α 受体阻断作用减少冠状动脉阻力，发挥抗心绞痛作用；具抗心律失常作用；通过对骨骼肌 $β_2$ 受体阻断作用，呈现抗震颤作用。

2. 适应证

（1）原发性高血压（轻度～中度）。

（2）心绞痛。

（3）心动过速性心律失常。

（4）原发性震颤。

3. 用法用量　口服。

（1）原发性高血压（轻度－中度）、心绞痛、心动过速性心律失常：一次 10mg，每日 2 次。根据患者年龄、症状等适当增减剂量，疗效不明显时，可增至每日 30mg。

（2）原发性震颤：一次 5mg，每日 2 次。疗效不明显时，可采用一次 10mg、每日 2 次的维持量。根据患者年龄、症状等适当增减，但一日不得超过 30mg。

4. 不良反应

（1）少见乏力、胸痛、头晕、稀便、腹痛、转氨酶升高等。

（2）罕见心悸、心动过缓、气促、心衰加重、周围循环障碍、抑郁、失眠、食欲缺乏、消化不良、支气管痉挛、皮疹、荨麻疹等。

5. 禁忌

（1）严重心动过缓（明显窦性心动过缓）、房室传导阻滞（Ⅱ、Ⅲ度）、窦房传导阻滞者。

（2）糖尿病酮症酸中毒及代谢性酸中毒者。

（3）有可能出现支气管哮喘、支气管痉挛的患者。

（4）心源性休克的患者。

（5）充血性心力衰竭的患者。

（6）孕妇或有怀孕可能的妇女。

6. 注意事项

（1）下列患者应慎用：①有充血性心力衰竭可能的患者。②特发性低血糖症，控制不充分的糖尿病，长时间禁食状态的患者。③低血压患者。④肝功能、肾功能不全的患者。⑤周围循环障碍的患者。

（2）长期给药时，须定期进行心功能检查，注意肝功能、肾功能、血象等。

（3）本品可分泌入乳汁，不宜用于哺乳期妇女。

（4）尚未确立本药对早产儿、新生儿、乳儿及婴幼儿的安全性，不宜应用。

（5）手术前 48 小时内不宜给药。

（6）服药期间应避免驾驶车辆及机械作业。

（7）嗜铬细胞瘤患者单独应用本药时，可引起血压急剧升高，应同时给予用 α 受体阻断剂。

（8）不宜突然停药，须逐步减量，尤其对心绞痛患者。

7. 药物相互作用

（1）与降糖药合用，可增强降血糖作用。

（2）与钙拮抗剂合用，可相互增强作用。

（3）与抑制交感神经系统作用的药物合用，可致过度抑制。

（4）与丙吡胺、普鲁卡因胺、阿义马林合用，可致心功能过度抑制。

（5）本品可增强可乐定停药后的反跳现象。

8. 规格　片剂：5mg；10mg。

第四章　抗慢性心功能不全药

第一节　慢性心功能不全的发病机制

一、慢性心功能不全概述

慢性心功能不全又称充血性心力衰竭（Congestive Heart Failure，CHF），是一种多原因多表现的"超负荷心肌病"。表现为心输出量减少，动脉供血不足，静脉瘀血，不能满足机体组织需要的一种病理状态。临床上以组织血液灌流不足及肺循环和（或）体循环瘀血为主要特征的一种综合征。

二、慢性心功能不全发病机制

近年发现慢性心功能不全时既有心脏调节机制的变化，也有 β－肾上腺素受体信息转导系统的变化。现将主要的神经、内分泌调节机制介绍如下：

（1）交感神经系统激活。这是慢性心功能不全发病过程中早期的代偿机制，是一种快速调节。患者交感神经活性增高，血中去甲肾上腺素浓度升高，从而使心肌收缩性增高，心率加快，血管收缩以维持血压。久后心肌氧耗量增加，后负荷增加，心工作加重，反使病情恶化，形成恶性循环。

（2）肾素－血管紧张素－醛固酮系统（RAAS）激活。这一系统对循环的调节较为缓慢。症状明显的患者血浆肾素活性升高，血中血管紧张素Ⅱ（ATⅡ）含量升高。RAAS的激活将强烈收缩血管，久之也将造成恶性循环。醛固酮增多促进水肿，ATⅡ还能促进去甲肾上腺素的释放，加重发病过程。

（3）加压素分泌增加。轻症患者血中加压素浓度已有升高，能促使外周血管收缩，既有利于维持血压，又不会导致恶化病情，可能参与了慢性心功能不全晚期的发病过程。

（4）其他内源性调节的变化。心房排钠因子（ANF）有排钠利尿、扩张血管、拮抗 RAAS 活性等作用。轻度、重度患者血中 ANF 含量增多，可能有缓解病情的功效。前列腺素 E_2、I_2 也是重要的内源性血管扩张物质，在慢性心功能不全患者血液中其浓度增高，也起到缓解发病过程的作用。

第二节　强心苷

药物治疗仍是目前治疗慢性心功能不全的主要手段，其治疗目标已从缓解症状逐渐发展为防止并逆转心室肥厚，以及提高患者的生存质量。临床常用的治疗药物包括正性肌力作用药、减轻心脏负荷药和血管扩张药等。

强心苷（Cardiac Glycosides）是一类选择性作用于心脏，增强心肌收缩力的苷类化合物，主要从洋地黄类植物中提取，故又称洋地黄类药物。常用的有地高辛和洋地黄毒苷、毛花苷丙（西地兰）和毒毛花苷 K 等。

1. 体内过程　各种强心苷类药物口服吸收率、血浆蛋白结合率和消除速率及其方式等有很大差异（详见表 4-1）。其中地高辛口服的生物利用度个体差异较大，主要与制剂的制备过程有关，因此用药时应注意选择同一来源的制剂。

表 4-1　几种强心苷类药物的药动学特点

药物	口服吸收 /%	蛋白结合 /%	代谢转化 /%	肾代谢 /%	半衰期	给药途径
洋地黄毒苷	90 ~ 100	97	70	10	5 ~ 7 日	口服
地高辛	60 ~ 85	25	20	60 ~ 90	36h	口服
毛花苷丙	20 ~ 30	< 20	少	90 ~ 100	23h	静注
毒毛花苷 K	2 ~ 5	5	0	100	12 ~ 19h	静注

2. 药理作用

（1）正性肌力作用（增强心肌收缩力）。其治疗量对人体其他组织器官无明显影响的情况下，能选择性地作用于心肌，增强其收缩力，对功能不全的心脏作用更为显著。强心苷增强心肌收缩力伴有三个显著特点：①加快心肌收缩速度；②降低衰竭心脏的耗氧量；③增加衰竭心脏的排出量。这三个特点是其治疗心功能不全的药理学基础。

（2）负性频率作用（减慢窦性频率）。有利于缓解心功能不全的症状，对慢性心功能不全且窦律较快者尤为明显。这一作用由强心苷增强迷走神经传出冲动所引起，也有交感神经活性反射性降低的因素参与。

（3）负性传导作用。治疗量的强心苷通过兴奋迷走神经而使房室结和浦肯野纤维传导减慢，不应期延长，但心房的不应期缩短。大剂量可直接抑制窦房结、房室结和浦肯野纤维传导，使部分心房冲动不能到达心室。

（4）其他作用。对慢性心功能不全患者具有利尿及扩张血管作用。其利尿作用能减少血容量，减轻心脏负担。

3. 临床应用

（1）慢性心功能不全。目前强心苷仍是治疗慢性心功能不全的重要药物。其中对伴有心房颤动和心室率快的慢性心功能不全疗效最好；而对瓣膜病、高血压和先天性心脏病所引起的低排出量慢性心功能不全疗效较好；但对贫血、甲状腺功能亢进及维生素 B_1 缺乏等原因所诱发的慢性心功能不全疗效较差；对肺源性心脏病、心肌炎的慢性心功能不全疗效差，且易致中毒。对伴有机械阻塞型病变，如缩窄性心包炎及重度二尖瓣狭窄所致的慢性心功能不全无效。

（2）某些心律失常。

①心房颤动（房颤）。通过抑制房室传导，使房颤时过多的冲动不能下传至心室，以减慢心室频率。但对大多数病人并不能制止房颤。

②心房扑动（房扑）。缩短心房的有效不应期，使心房扑动转为心房颤动，然后再发挥治疗心房颤动的作用。此时若停用强心苷，部分患者有可能恢复窦性心律。

③阵发性室上性心动过速。增强迷走神经的功能以终止阵发性室上性心动过速的发作，但一般只在其他方法无效时应用。

4. 不良反应　强心苷类药物安全范围小，中毒反应发生率可高达 20%。一般临床治疗量已接近 60% 的中毒量，且个体差异大，有些中毒症状与慢性心功能不全症状不易鉴别，故在用药过程中应密切观察患者的反应，做到药物剂量个体化，监测血药浓度，以减少中毒反应的发生率。

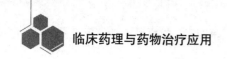

第三节　非强心苷类的正性肌力药

一、拟交感神经药

这类药物的特点是通过兴奋心脏的 β 受体以及血管平滑肌上的 $β_2$ 受体和 DA 受体，分别产生正性肌力作用和血管扩张作用。

在慢性心功能不全的病理生理过程中，因心排出量的减少代偿性使交感神经系统长期处于激活状态，内源性儿茶酚胺类的增多使 $β_1$ 受体发生向下调节和敏感性下降，因此拟交感神经药通过激动 $β_1$ 受体而加强心肌收缩力的作用较弱，但能加快心率而增加心肌耗氧量。故一般不宜使用拟交感神经药，仅用于其他药物治疗无效且无禁忌证的 CHF 患者。本类药物有多巴酚丁胺和异波帕明等。

二、磷酸二酯酶抑制药

该药能抑制磷酸二酯酶（PDE）–Ⅲ（cAMP 降解酶），抑制此酶活性将增加细胞内磷酸腺苷（cAMP）的含量，使细胞内钙浓度增高，发挥正性肌力作用和血管舒张作用。临床应用已证明 PDE-Ⅲ 抑制药能增加心输出量，减轻心负荷，降低心肌氧耗量，缓解慢性心功能不全症状。

1. 氨力农（Amrinone）

最先应用的一种 PDE–Ⅲ 抑制药，临床有效，但长期口服后约 5% 患者出现血小板减少，可致死亡。另有心律失常、肝功能减退现象。现仅供短期静脉滴注用。

2. 米力农（Milrinone）

氨力农的替代品，抑酶作用较氨力农强 20 倍。临床应用有效，能缓解症状，提高运动耐力，不良反应较少，未见引起血小板减少。久用后疗效并不优于地高辛，反而更多引起心律失常，故病死率较高，仅供短期静脉给药用。

3. 依诺昔酮（Enoximone）

治疗中、重度慢性心功能不全疗效与米力农相似，因其病死率较对照组为高，故不做长期口服用药。

上述多种 PDE–Ⅲ 抑制药多数还兼有增强心肌收缩成分对 Ca^{2+} 敏感性的作用，即不用增加细胞内 Ca^{2+} 量也能加强收缩性。这就可避免因细胞内 Ca^{2+} 过多而继发的心律失常、细胞损伤甚至坏死。目前正待研制具有选择性的"钙增敏药"。

第四节　血管扩张药

治疗心绞痛和高血压的一些血管扩张药也可用于治疗慢性心功能不全，在缓解症状，改善血流动力学，提高运动耐力等方面有一定效果，但多数扩血管药并不能降低病死率。常用的血管扩张药物有以下几种：

1. 硝酸酯类

主要作用于静脉，降低前负荷。用药后明显减轻呼吸急促和呼吸困难。静脉滴注 $10μg/min$，可每 5 ~ 10min 增加 5 ~ 10μg/min。二硝酸异山梨醇酯也可用。

2. 硝普钠

静脉注射给药 2 ~ 5min 后即见效，停药 2 ~ 15min 后即消退。对急性心肌梗死及高血压所致的慢性心功能不全效果较好。

3. 肼屈嗪

主要舒张小动脉，降低后负荷，用药后心输出量增加，血压不变或略降，不引起反射性心率加快，一般口服每日 4 次，每次 75mg。

4. 哌唑嗪

用药后心脏后负荷下降，心输出量增加，肺楔压也下降。对缺血性心脏病的慢性心功能不全效果较好。

口服首剂 0.5mg，以后每 6 小时 1mg。

5. 硝苯地平

舒张动脉较强，降低后负荷较为显著，能增加心输出量。由于它对受损心肌可能发生抑制作用，一般不做慢性心功能不全的常用药。

第五节　血管紧张素转化酶抑制剂和血管紧张素 Ⅱ 受体拮抗药

一、血管紧张素转化酶抑制药（ACEI）

临床试验证明，ACEI 不仅能缓解慢性心功能不全患者的症状，还能逆转心室肥厚，在相当程度上延缓和逆转心室重构。常用药物包括卡托普利、依那普利等。其作用机理有以下几点：①抑制血管紧张素 Ⅰ 转化酶；②对血流动力学的影响；③抑制心肌肥厚、血管增生及心室重构慢性心功能不全。

二、血管紧张素 Ⅱ 受体（AT1）拮抗药

血管紧张素 Ⅱ 受体拮抗药能直接阻断血管紧张素与其受体的结合，阻止对心血管系统发挥作用，从而逆转心肌肥厚、左室重构及心肌纤维化。同时因其对缓激肽途径无影响，故不引起咳嗽、血管神经性水肿等不良反应。常用的药物有氯沙坦、厄贝沙坦等。但孕妇及哺乳期妇女禁用。

微信扫码
◆临床科研
◆医学前沿
◆临床资讯
◆临床笔记

第五章 抗心律失常药

第一节 心律失常的发病机制

一、心律失常概述

心律失常（Arrhythmia）是指心脏兴奋功能或电生理活动的异常，一般包括心率及心动节律的改变、心脏冲动形成和（或）冲动传导的异常。

临床上根据心动频率的变化将其分为两种类型：缓慢型心率失常和快速型心律失常。前者包括窦性心动过缓、房室传导阻滞等，可应用阿托品及异丙肾上腺素治疗；后者的形成机制则较复杂，常见的有房性期前收缩、房性心动过速、心房扑动、心房颤动以及室性期前收缩等。

二、心律失常发生机制

心律失常是由冲动形成障碍和冲动传导障碍或二者兼有所引起的。导致前者的原因是自律性增高和后除极与触发活动，后者是单纯性传导障碍和折返激动。

第二节 抗心律失常药的分类及基本作用

一、抗心律失常药物的分类

抗心律失常药临床主要用于治疗快速型心律失常。根据其药物作用的电生理学特点，可将药物分为四大类：①钠通道阻滞药，如奎尼丁、利多卡因、普罗帕酮等；②β肾上腺素受体阻断药，如普萘洛尔等；③选择地延长复极过程的药，如胺碘酮等；④钙拮抗药，如维拉帕米等。

二、抗心律失常的基本作用

抗心律失常药通过改变心肌细胞膜的离子通透速度来改善病变细胞电生理特性，从而达到治疗目的。其基本作用是降低自律性，减少后除极与触发活动，以及改变膜反应性而改变传导性。

第三节　抗心律失常药

一、钠通道阻滞药

（一）奎尼丁（Quinidine）

奎尼丁是广谱抗心律失常药，是茜草科植物金鸡纳树皮所含的一种生物碱。它是奎宁的右旋体，对心脏的作用比奎宁强 5 ～ 10 倍。

1. 体内过程　口服吸收迅速而完全。治疗血药浓度为 3 ～ 6 μg/mL，超过 6 ～ 8 μg/mL 时，即为中毒浓度。在肝中代谢成羟化物，仍有一定活性，终经肾脏排泄，原形排泄约 10% ～ 20%，酸化尿液可使肾脏排泄增加。

2. 药理作用　基本作用是与钠通道蛋白质相结合而阻滞之，适度抑制 Na+ 内流。除这种对钠通道的直接作用外，还能通过自主神经发挥间接作用，如降低其自律性、减慢传导速度及延长不应期等。

3. 临床应用　治疗多种快速型心律失常，如频发性室上性和室性期前收缩、室上性和室性心动过速、心房扑动、心房颤动等，是重要的心律失常转复药物之一。

4. 不良反应　不良反应较多，安全范围小。

（1）胃肠反应。表现为食欲不振、恶心、呕吐、腹痛、腹泻等。

（2）金鸡纳反应。表现为胃肠不适、头痛、头晕、耳鸣、视觉障碍和眩晕、晕厥等症状。

（3）心血管反应。可导致低血压、房室及室内传导阻滞、心衰，甚至室性心动过速或室颤，严重者可发展为奎尼丁晕厥。因该药能扩张血管和减弱心肌收缩力而导致低血压，故用药前应检查心率、血压等。

（二）普鲁卡因胺（Procainamide）

普鲁卡因胺为局麻药普鲁卡因的酰胺型衍生物。

1. 体内过程口服易吸收，生物利用度 80%，血浆蛋白结合率约 20%。在肝中约一半被代谢，成仍具活性的 N– 乙酰普鲁卡因胺，剩下的以原形经肾脏排泄。

2. 药理作用　对心肌的直接作用与奎尼丁相似但较弱，能降低浦肯野纤维自律性，减慢传导速度。它仅有微弱的抗胆碱作用，不阻断 α 受体。

3. 临床应用　主要用于室性心律失常如室性心动过速的治疗，也可用于治疗急性心肌梗死等。静脉注射可抢救危急病例。长期口服不良反应多，现已少用。

4. 不良反应　长期应用可出现胃肠道反应，皮疹、药热及粒细胞减少等。大量可致窦性停搏，房室阻滞。久用数月或一年，有 10% ～ 20% 患者出现红斑性狼疮样综合征。肝肾功能不全及原有房室传导阻滞者慎用或禁用。

（三）利多卡因（Lidocaine）

此药属局部麻醉药，是治疗室性心律失常及急性心肌梗死的常用药物。

1. 体内过程　口服吸收具有明显的首关效应，故一般采用静脉注射给药，常用静脉滴注来维持、体内分布广泛，在肝脏代谢，经肾脏排泄。

2. 药理作用　轻度阻滞 Na+ 通道，促进 K+ 外流。其基本作用是降低自律性和改善传导性。

3. 临床应用　窄谱抗心律失常药，主要用于治疗室性心律失常，一般作为首选药物应用，如急性心肌梗死或强心苷中毒所致室性心律失常等。特别适用于危急案例。

4. 不良反应　主要表现有中枢神经系统症状，多发生在静脉给药时，出现头晕、兴奋、嗜睡及吞咽障碍，甚至抽搐和呼吸抑制等。剂量过大时引起心率减慢、房室传导阻滞和血压下降等。眼球震颤为利多卡因中毒的早期信号之一。严重房室传导阻滞患者禁用。

（四）普罗帕酮（Propafenone，心律平）

此药主要抑制 Na+ 内流，减慢传导速度，降低浦肯野纤维的自律性，延长 APD 和 ERP。此外，还具有较弱的 β 受体阻断作用。临床上适用于室上性和室性心律失常。常见的不良反应有胃肠道反应；房室传导阻滞、直立性低血压等心血管系统反应；还可能加重心力衰竭，一般不宜与其他抗心律失常药物合用，以免加重心脏抑制。

二、β 肾上腺素受体阻断药

（一）普萘洛尔（Propranolol，心得安）

1. 药理作用

（1）降低自律性，对窦房结和心房传导纤维都能降低自律性，特别是在运动及情绪激动时作用明显。也能降低儿茶酚胺所致的迟后除极而防止触发活动。

（2）减慢传导。在较高浓度时，本药可抑制房室结，减慢传导速度，并延长 ERP，这是降低 0 相 Na+ 内流的结果。

2. 临床应用　主要用于治疗室上性心律失常，如心房颤动、心房扑动及阵发性室上性心动过速，尤其对交感神经兴奋或儿茶酚胺释放过多所致的窦性心动过速疗效更佳。也可用于治疗由于运动或情绪激动所致的室性心律失常。

3. 不良反应　可致窦性心动过缓、房室传导阻滞、低血压等，并可诱发心力衰竭和哮喘。高脂血症和糖尿病患者慎用。

三、选择地延长复极过程药

本类抗心律失常药又称为钾通道阻滞药，能阻断电压依赖性钾通道，延长 APD 和 ERP，对室颤具有较好的防治作用。

（一）胺碘酮（Amiodarone）

1. 体内过程　口服吸收缓慢而不完全，服药 1 周左右出现作用，静脉注射 10min 起效，可维持数小时。药物分布至各组织器官中，在肝脏代谢。

2. 药理作用　可显著延长房室结和心房肌，有利于消除折返激动。同时阻滞 Na^+ 通道及 Ca^{2+} 通道从而减慢房室结的传导，降低窦房结的自律性。还能阻断 α、β 肾上腺能受体，扩张血管，减少心肌耗氧量。

3. 临床应用　治疗心房扑动、心房颤动和室上性心动过速疗效好。对反复发作，常规药无效的顽固性室性心动过速也有效。

4. 不良反应　可引起胃肠道反应、光敏反应等。本药含碘，部分患者可引起甲状腺功能亢进或减退。少数患者出现间质性肺炎或肺纤维化，虽少见但为最严重的不良反应，长期用药应监测肺功能，定期进行肺部 X 线检查等，一旦发现应立即停药，可采用肾上腺皮质激素治疗。

（二）索他洛尔（Sotalol）

此药为非选择性 β 受体阻断药，并能阻滞 K^+ 通道。口服吸收快，无首关消除，生物利用度达 90% ~ 100%。临床主要用于各种严重室性心律失常的治疗，也可治疗阵发性室上性心动过速及心房颤动。不良反应较少，少数 Q-T 间期延长者应用，偶可出现尖端扭转型室性心动过速。

四、钙离子通道阻滞药

此类药通过阻滞钙离子通道而抑制 Ca^{2+} 内流，在治疗心律失常中以维拉帕米最为常用。

维拉帕米（Verapaimil）

1. 药理作用　阻滞心肌细胞膜 Ca^{2+} 通道，抑制 Ca^{2+} 内流，主要作用于窦房结和房室结的慢反应细胞，可降低自律性，减慢传导，延长 ERP，消除折返。

2. 临床应用　可作为治疗阵发性室上性心动过速的首选药，也可用于减慢房颤患者的心室率。忌用于预激综合征患者。

3. 不良反应　静脉注射给药可引起低血压，严重者或注射速度过快可导致心动过缓、房室传导阻滞甚至心力衰竭。老年人和肾功能减退者慎用。

　　抗心律失常药物安全范围较窄，应用不当时会发生致心律失常作用，其临床应用原则是：消除诱因、避免促发、正确选药。

　　另外，临床用药禁忌有：①强心苷类、钙离子通道阻滞药、β 受体阻断药延缓房室传导的作用显著，有房室传导阻滞的患者不宜用；②丙吡胺负性肌力作用较强，心功能不全患者不宜用；③还应注意一些非心血管疾病，如慢性肺部疾病患者、前列腺增生患者及慢性类风湿关节炎患者等，勿用丙吡胺。

微信扫码
◆临床科研
◆医学前沿
◆临床资讯
◆临床笔记

第六章　呼吸系统药物

第一节　镇咳药

一、可待因（Codeine）

（一）剂型规格

片剂：15mg，30mg。注射液：1mL：15mg，1mL：30mg。糖浆剂：0.5%。

（二）适应证

用于各种原因引起的剧烈干咳和刺激性咳嗽，尤适用于伴有胸痛的剧烈干咳。其镇痛作用可用于中等度疼痛。

（三）用法用量

成人：口服或皮下注射，一次 15～30mg，一日 30～90mg。极量一次 100mg，一日 250mg。儿童：镇痛，口服，每次 0.5～1.0mg/kg，一日 3 次；镇咳，为镇痛剂量的 1/3～1/2。

（四）注意事项

1. 交叉过敏

对其他阿片衍生物类药物过敏者，对本药也可能过敏。

2. 慎用

①支气管哮喘者。②诊断未明确的急腹症患者。③胆结石患者。④原因不明的腹泻患者。⑤颅脑外伤或颅内病变者。⑥前列腺肥大患者。⑦癫痫患者。⑧慢性阻塞性肺疾病患者。⑨严重肝、肾功能不全者。⑩甲状腺功能减退者。⑪肾上腺皮质功能减退者。⑫新生儿、婴儿。⑬低血容量者。

3. 药物对妊娠的影响

本药可透过胎盘屏障，使胎儿成瘾，引起新生儿的戒断症状（如过度啼哭、打喷嚏、打呵欠、腹泻、呕吐等）。分娩期应用本药还可引起新生儿呼吸抑制。

4. 药物对哺乳的影响

本药可经乳汁分泌，有导致新生儿肌力减退和呼吸抑制的危险，哺乳妇女应慎用。

（五）不良反应

1. 较多见的不良反应

①心理变态或幻想。②呼吸微弱、缓慢或不规则。③心律失常。

2. 少见的不良反应

①惊厥、耳鸣、震颤或不能自控的肌肉运动等。②瘙痒、皮疹或颜面肿胀等变态反应。③精神抑郁

和肌肉强直等。

3. 长期应用可引起药物依赖性

常用量引起的药物依赖性倾向比其他吗啡类药弱，典型的戒断症状为：食欲减退、腹泻、牙痛、恶心、呕吐、流涕、寒战、睡眠障碍、胃痉挛、多汗、衰弱无力、心率增加、情绪激动或原因不明的发热等。

（六）禁忌证

多痰患者禁用，以防因抑制咳嗽反射，使大量痰液阻塞呼吸道，继发感染而加重病情。

（七）药物相互作用

①与肌松药合用，呼吸抑制更显著。②与甲喹酮合用，可增强本药镇咳及镇痛作用，对疼痛引起的失眠也有协同疗效。③与解热镇痛药合用有协同镇痛作用，可增强止痛效果。④与抗胆碱药合用，可加重便秘或尿潴留等不良反应。⑤与美沙酮或其他吗啡类药合用，可加重中枢性呼吸抑制作用。⑥在服用本药的 14 日内，若同时给予单胺氧化酶抑制药，可导致不可预见的、严重的不良反应。⑦与其他巴比妥类药物合用，可加重中枢抑制作用。⑧与丙咪替丁合用，能诱发精神错乱、定向力障碍和呼吸急促。⑨与阿片受体激动药合用，可出现戒断综合征。

（八）药物过量

一次口服剂量超过 60mg 时，一些患者可出现兴奋及烦躁不安。药物过量的表现：用药过量后可出现头晕、嗜睡、精神错乱、瞳孔缩小如针尖、癫痫、低血压、心率过缓、呼吸微弱、神志不清等症状。药物过量的处理：①对呼吸困难者应给予吸氧；对呼吸停止者应给予人工呼吸。②经诱导呕吐或洗胃，使胃内药物排出。③给予阿片拮抗药。④给予静脉补液和（或）血管升压药。

二、复方福尔可定（Compound Pholcodine）

（一）剂型规格

口服溶液：60mL、75mL、120mL、150mL。

（二）适应证

本品与磷酸可待因相似具有中枢性镇咳作用，也有镇静和镇痛作用，但成瘾性较磷酸可待因弱。用于剧烈干咳和中等度疼痛。

（三）用法用量

成人口服给药：一次 10mL，一日 3 ~ 4 次。儿童口服给药：①2.5 岁以下儿童：一次 2.5mL，一日 3 ~ 4 次。②5 ~ 6 岁儿童：一次 5mL，一日 3 ~ 4 次。③6 岁以上儿童：同成人。

（四）注意事项

①慎用：严重肝、肾功能损害者。②新生儿和儿童易于耐受此药，不致引起便秘和消化紊乱。

（五）不良反应

偶见恶心、嗜睡等不良反应。便秘和消化紊乱，可致依赖性。

（六）禁忌证

①对本药有耐受性者。②严重高血压患者。③冠心病患者。

（七）药物相互作用

①与单胺氧化酶抑制剂合用，可致血压升高，两药禁止合用。②避免将本药与其他拟交感神经药（如食欲抑制药、苯丙胺、抗高血压药及其他抗组胺药）合用。

（八）药物过量

药物过量可导致神经紧张、头晕或失眠；可采取洗胃、服用地西泮及对症治疗等措施。

三、枸橼酸喷托维林（Pentoxyverine Citrate）

（一）剂型规格

片剂：25mg。滴丸：25mg。冲剂：10g。糖浆：0.145%、0.2%、0.25%。

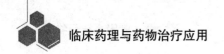

（二）适应证

适用于多种原因（如急、慢性支气管炎等）引起的无痰干咳，也可用于百日咳。

（三）用法用量

口服，成人，每次 25mg，一日 3 ~ 4 次；小儿，5 岁以上每次口服 6.25 ~ 12.5mg，一日 2 ~ 3 次。

（四）注意事项

慎用：①青光眼患者。②心功能不全伴肺淤血的患者。③痰量多者。④大咯血者。

（五）不良反应

偶有轻度头晕、口干、恶心、腹胀、便秘等不良反应，乃其阿托品样作用所致。

（六）禁忌证

①呼吸功能不全者及心力衰竭患者。②因尿道疾患而导致尿潴留的患者。③孕妇和哺乳期妇女。

（七）药物相互作用

马来酸醋奋乃静、阿伐斯汀、阿吡坦、异戊巴比妥、安他唑啉、阿普比妥、阿扎他定、巴氯芬、溴哌利多、溴苯那敏、布克力嗪、丁苯诺啡、丁螺环酮、水合氯醛可增加本药的中枢神经系统和呼吸系统抑制作用。

（八）药物过量

药物过量可出现阿托品中毒样反应，如烦躁不安、癫痫样发作、精神错乱等，还可见面部及皮肤潮红、瞳孔散大、对光反射消失、腱反射亢进等症状。

四、氯哌斯汀（Cloperastine）

（一）剂型规格

片剂：5mg;10mg。

（二）适应证

用于急性上呼吸道炎症、慢性支气管炎和结核病所致的频繁咳嗽。

（三）用法用量

口服，成人：每次 10 ~ 30mg，一日 3 次。儿童：每次 0.5 ~ 1.0mg/kg，一日 3 次。

（四）注意事项

（1）驾驶机、车、船，从事高空作业及机械作业者工作期间不能使用本药。

（2）本药虽为非依赖性镇咳药，但仍不可滥用，仅作为症状性治疗用于下列情况：①咳嗽剧烈而频繁，痰量很少或无痰。②咳嗽使患者原有的严重疾患病情加剧或带来难以忍受的痛苦。

（五）不良反应

偶有轻度口干、嗜睡等。

（六）禁忌证

①对本药过敏者。②孕妇及哺乳期妇女。

（七）药物相互作用

与中枢镇静药合用，可增强嗜睡作用。

五、磷酸苯丙哌林（Benproperine Phosphate）

（一）剂型规格

片剂：20mg。分散片：20mg。泡腾片：10mg。缓释片：40mg。胶囊：20mg。颗粒：20mg。口服液：10mL：10mg;10mL：20mg。

（二）适应证

用于治疗急性支气管炎及各种原因引起的咳嗽，对刺激性干咳效佳。

（三）用法用量

成人口服，每次 20 ~ 40 mg，一日 60 ~ 120mg。也可根据病情决定。

（四）注意事项

（1）服用时需整片吞服，切勿嚼碎，以免引起口腔麻木。

（2）慎用：①严重肺功能不全患者。②痰液过多且黏稠的患者。③大咯血者。④孕妇及哺乳期妇女。

（五）不良反应

偶见口干、胃部烧灼感、食欲不振、乏力、头晕和药疹等不良反应。

（六）禁忌证

对本品过敏者禁用。

（七）药物相互作用

尚不明确。

六、二氧丙嗪（Dioxopromethazine）

（一）剂型规格

片剂：5mg。

（二）适应证

用于慢性支气管炎，镇咳疗效显著尚可用于过敏性哮喘、荨麻疹、皮肤瘙痒症等。

（三）用法用量

口服，每次 5mg，一日 2～3 次。极量：一次 10mg，一日 30mg。

（四）注意事项

①治疗量与中毒量接近，不得超过极量。②癫痫、肝功能不全者慎用。

（五）不良反应

常见的有困倦、乏力等。

（六）禁忌证

高空作业及驾驶车辆、操纵机器者禁用。

第二节　祛痰药

能使痰液稀释易于排出的药物称祛痰药。痰是呼吸道炎症的产物，气道上的痰液刺激气管黏膜而引起咳嗽，黏痰积于小气道内可使气道狭窄而致喘息。祛痰药可稀释痰液或液化黏痰，使之易于咯出，起到镇咳、平喘作用。祛痰药按其作用方式分为三类：①恶心性祛痰药和刺激性祛痰药，如氯化铵、桔梗等；②黏液溶解剂，如乙酰半胱氨酸可分解痰液的黏性成分如黏多糖和黏蛋白，使痰液液化，黏滞性降低而易于咯出；③黏液调节剂，如溴己新和羧甲半胱氨酸主要作用于气管、支气管的黏液细胞，促其分泌黏滞性低的分泌物，使呼吸道分泌的流变性恢复正常，痰液变稀而易于咯出。

一、氯化铵（ammonium chloride）

（一）作用

氯化铵口服后对胃黏膜的迷走神经末梢产生局部刺激作用，反射性地引起呼吸道腺体的分泌，使痰液变稀，易于咳出。氯化铵偏酸性，可酸化体液和尿液，并能增加肾小管氯离子浓度，增加钠和水的排出，具有利尿作用。

（二）临床应用

1. 祛痰

本品很少单独应用，常与其他药物配伍制成复方。多用于急、慢性呼吸道炎症而痰多不易咳出的患者。

2. 用于酸化尿液及某些碱血症

氯化铵吸收后可使体液及尿呈酸性。

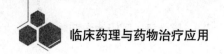

（三）用药注意

溃疡病与肝、肾功能不全者慎用。过量或长期服用易致高氯酸血症，代谢性酸血症患者忌用。

二、乙酰半胱氨酸（acetylcysteine，痰易净）

（一）作用

乙酰半胱氨酸分子中所含的巯基（—SH），能使黏痰中连接黏蛋白肽链的二硫键（—S—S—）断裂，变成小分子的肽链，从而降低痰的黏滞性，使痰液液化。本品还能使脓性痰中的 DNA 纤维断裂，故不仅能溶解白色黏痰而且也能溶解脓性痰。

（二）临床应用

雾化吸入适用于治疗黏稠痰阻塞气道，咳嗽困难者，如手术后咳痰困难、急慢性支气管炎、支气管扩张、肺结核、肺炎、肺气肿等引起的痰液黏稠、咯痰困难、痰阻气管等。病情紧急时气管内滴入，可迅速使痰变稀，便于吸引排痰。

（三）不良反应和注意事项

（1）有特殊臭味，可引起恶心、呕吐。

（2）对呼吸道有刺激性，可致支气管痉挛，加用异丙肾上腺素可以避免。支气管哮喘患者慎用。

（3）滴入气管可产生大量分泌液，故应及时吸引排痰。

（4）雾化吸入不宜与铁、铜、橡胶和氧化剂接触，应以玻璃或塑料制品作喷雾器。

（5）不宜与青霉素、头孢菌素、四环素混合，以免降低抗生素活性。

三、溴己新（bromhexine，必嗽平）

（一）作用及临床应用

溴己新的黏痰溶解作用较弱，主要作用于气管、支气管黏膜腺体的黏液细胞，裂解黏痰中的黏多糖，并抑制其合成，使痰液变稀。本品的祛痰作用尚与其促进黏膜的纤毛运动及具有恶心性祛痰作用有关。主要适用于慢性支气管炎、哮喘及支气管扩张等疾病引起的痰液黏稠不易咳出患者。脓性痰患者需加用抗生素控制感染。

（二）不良反应和注意事项

少数患者可感胃部不适，偶见转氨酶升高。消化性溃疡、肝功不全者慎用。

四、羧甲半胱氨酸（Carbocisteine，羧甲司坦）

羧甲半胱氨酸为黏液调节剂，主要在细胞水平影响支气管腺体的分泌，使低黏度的唾液黏蛋白分泌增加，降低痰液的黏滞性，易于痰的咯出。本品口服有效，起效快，服后 4 小时即可见明显疗效。用于慢性支气管炎、支气管哮喘等疾病引起的痰液黏稠、咳痰困难和痰阻气道等。亦可用于防治手术后咳痰困难和肺炎并发症。用于小儿非化脓性中耳炎，有预防耳聋效果。

五、常用药物制剂与用法

（一）沙丁胺醇

片剂：2～4mg/次，3次/日。长效喘乐宁片（缓释）：8mg/次，早、晚各一次。喘特宁片（控释）：8mg/次，早、晚各一次。气雾剂（0.2%）：100～200μg/次，1次/4～6小时。

（二）特布他林

片剂：2.5mg/次，2～3次/日。注射剂：0.25mg/次，皮下注射，15～30min 无效，可重复注射一次。气雾吸入：500μg/次，2～3次/日。

（三）克伦特罗

片剂：20～40μg/次，3次/日。气雾剂：吸入 10～20g/次，3～4次/日。

（四）氨茶碱

片剂：0.1 ~ 0.2g/ 次，3 次 / 日。氨茶碱控释片：0.3g/12 小时或 0.4g/24 小时。注射剂：0.25 ~ 0.5g，以 25% ~ 50% 葡萄糖溶液稀释后缓慢静脉推注。

（五）色甘酸二钠

粉雾剂：吸入 20mg/ 次，4 次 / 日。气雾剂：吸入 2 ~ 4mg/ 次，4 次 / 日。软膏（5% ~ 10%）。滴眼剂（2%）外用。

（六）氯化铵

片剂：0.3g。一次 0.3 ~ 0.6g，3 次 / 日。

（七）乙酰半胱氨酸

粉剂：0.5g 或 1g，喷雾用，以 10% 溶液喷雾吸入，1 ~ 3 mL/ 次，2 ~ 3 次 / 日。

第三节　平喘药

哮喘是一种以呼吸道慢性炎症和呼吸道高反应性为特征的疾病，主要是由于免疫和非免疫性刺激后，引起组胺、5-HT、白三烯（LTC_4、LTD_4）、血栓素 A_2（TXA_2）、血小板活化因子（PAF）、各种白介素（IL）等炎性介质释放，引起上皮细胞损伤，血管渗出增多，分泌物增多，黏膜水肿等炎症反应，同时伴有支气管痉挛，气道阻力增高而致阻塞性呼吸困难。

支气管平滑肌细胞内 cAMP/cGMP 的比值决定支气管的功能状态，当 cAMP/cGMP 的比值升高可使支气管平滑肌松弛、肥大细胞膜稳定、过敏介质释放减少而发挥平喘作用；反之，则引起哮喘。茶碱类则抑制磷酸二酯酶，使 cAMP 分解减少；β 受体激动药可激活腺苷酸环化酶，使 cAMP 生成增多；M 胆碱受体阻断药可抑制鸟苷酸环化酶，使 cGMP 生成减少，这些均可使 cAMP/cGMP 的比值升高，支气管平滑肌扩张，有利于哮喘的缓解。

常用的平喘药分为五类：β 受体激动药、茶碱类、M 受体阻断药、抗过敏药、糖皮质激素类。

一、β 受体激动药

本类药物通过激动支气管平滑肌细胞膜上的 β_2 受体，从而活化腺苷酸环化酶，使 cAMP 生成增多，激活 cAMP 依赖蛋白激酶而松弛支气管平滑肌。本类药物分为非选择性 β 受体激动药和选择性 β_2 受体激动药。

（一）非选择性 β 受体激动药

本类常用药物有肾上腺素、异丙肾上腺素、麻黄碱等。本类药对 β_1 受体和 β_2 受体选择性低，在兴奋支气管平滑肌 β_2 受体的同时，也兴奋心脏 β_1 受体，具有引起心悸、增加心肌耗氧量、诱发心律失常等缺点。其作用特点是松弛支气管平滑肌作用迅速强大而短暂，不良反应多，多数不能口服，常采用吸入给药。长期应用易产生耐受性，故本类药物现已少用。

（二）选择性 β_2 受体激动药

本类常用药物有沙丁胺醇（Salbutamol，舒喘灵）、克仑特罗（Clenbuterol，氨哮素）、特布他林（Terbutaline，间羟舒喘宁）、福莫特罗（Fomoterol）、丙卡特罗（Procaterol，美喘清）、沙美特罗（Salmeterol）、非诺特罗（Fenoterol，酚丙喘宁）、妥布特罗（Pirbuterol，吡丁醇）、妥洛特罗（Tulbobuterol，喘舒）等。本类药物选择性激动支气管平滑肌细胞膜上的 β_1 受体引起支气管扩张，平喘作用与异丙肾上腺素相似，但对心脏 β_1- 受体的激动作用弱。由于选择性高、起效快、维持时间久、给药方便、较少发生心血管系统不良反应、可多途径给药等优点，本类药物已基本取代了非选择性 β 受体激动药，成为哮喘对症治疗的首选药。

1. 药理作用

（1）平喘作用：对气道内不同细胞的 β_2 受体选择性激动，活化细胞膜上的腺苷酸环化酶，使细胞内 cAMP 合成增加，再通过细胞内信号转导，产生多种药理效应：①激动支气管平滑肌 β_2 受体，使之松弛，解除支气管痉挛。②激动纤毛上皮细胞 β_2 受体，增强气道清除功能。③激动肺组织肥大细胞膜 β_2 受体，抑制组胺等过敏介质的释放。④激动肺泡细胞膜上的 β_2 受体，促进表面活性物质的合成与分泌。其中，松弛支气管平滑肌是治疗哮喘最重要的作用。

（2）其他作用：特布他林、妥洛特罗等能激动子宫平滑肌上的 β_2 受体，松弛子宫平滑肌，丙卡特罗、妥洛特罗有一定的抗过敏和镇咳作用。

2. 临床应用

β_2 受体激动药是哮喘发作的首选药，主要用于支气管哮喘和喘息性支气管炎，控制哮喘的急性发作，也可用于肺气肿、慢性阻塞性肺病及其他呼吸系统疾病所致的支气管痉挛，长效 β_2 受体激动药以及沙丁胺醇的缓释、控释制剂可用于夜间的哮喘发作。

3. 不良反应

用药早期可出现手指震颤，原因是激动了骨骼肌慢收缩纤维上的 β_2 受体，继续用药可逐渐减轻或消失。大剂量时，由于激动 β_1 受体，可出现心悸、头痛、恶心、头晕等。长期或反复用药，可产生耐受性或气道反应性增高，使哮喘发作加重、死亡率增加。为减少不良反应，宜小剂量 吸入给药、短期应用。高血压、甲状腺功能亢进、心功能不全患者慎用。

二、茶碱类

茶碱类药物是甲基黄嘌呤类衍生物，除了具有支气管解痉作用外，还有强心、利尿、兴奋中枢及促进胃酸分泌、抗炎及免疫调节等作用。目前临床常用的茶碱类药物包括氨茶碱、胆茶碱、二羟丙茶碱等，其共同特点是可以口服，维持作用时间短。

（一）氨茶碱

1. 药理作用

（1）扩张支气管：氨茶碱（Aminophylline）有明显的支气管平滑肌松弛作用，作用机制可能是：①抑制磷酸二酯酶，使 cAMP 分解减少；②阻断腺苷受体，预防腺苷所致哮喘的气道收缩作用；③降低细胞内钙浓度；④增加儿茶酚胺释放。

（2）抗炎及免疫调节作用：氨茶碱能抑制气道炎症，缓解哮喘急性期的症状，减轻慢性哮喘的症状。氨茶碱还能抑制哮喘反应的诱发因素，降低气管高反应性，改善慢性哮喘患者的预后。

（3）其他作用：本药还具有①强心作用：可增强心肌收缩力，增加心排出量。②利尿作用：增加肾血流量和肾小球滤过率，抑制肾小球对钠、水的重吸收。③利胆作用：舒张胆管平滑肌，解除胆管痉挛。

2. 临床应用

（1）支气管哮喘及喘息型慢性支气管炎：治疗时多用氨茶碱的缓释制剂或控释制剂。重症哮喘或哮喘持续状态，可静脉滴注或静脉注射给药。

（2）心源性哮喘：用于急性心功能不全和心力衰竭所致心源性哮喘的辅助治疗。

（3）胆绞痛：常与哌替啶等镇痛药合用。

3. 不良反应

（1）中枢兴奋：少数人可出现失眠、烦躁不安等不良反应，剂量过大可致谵妄、惊厥等，可用镇静催眠药对抗。

（2）局部刺激：本药碱性较强，局部刺激明显，口服可致呕吐、恶心、胃痛等胃肠道反应，宜餐后服用，为减轻刺激，可与氢氧化铝同服或服用其肠溶片。

（3）中毒反应：氨茶碱的安全范围较窄，剂量过大或给药速度过快，易引起严重的心脏毒性反应，表现为严重的血压骤降、心律失常，甚至猝死。使用安全剂量稀释后缓慢静脉注射是预防氨茶碱中毒的关键。有条件者，也可进行血药浓度监测。

（二）胆茶碱

胆茶碱（Choline Theophylline）为茶碱和胆碱的缩合物，水溶性比氨茶碱大 5 倍。作用与氨茶碱相似，但较弱，口服吸收快，经 3h 达最大效应，作用较久，对胃肠道刺激性小，耐受性好。

（三）二羟丙茶碱

二羟丙茶碱(Diprophylline,甘油茶碱)又名喘定,pH 值接近中性,对胃肠道刺激性小,肌内注射无疼痛。平喘作用不及氨茶碱,但兴奋心脏作用较弱,可大剂量应用,以提高疗效。主要用于伴有心动过速或不能耐受氨茶碱治疗的患者。缓释制剂及控释制剂的特点是口服后能稳定释放茶碱,吸收完全,有效血浆浓度可维持 12 ~ 24h,只需 1 ~ 2 次 / 日给药,主要用于慢性哮喘,特别是夜间发作的患者。

三、糖皮质激素

糖皮质激素类药物通过抗炎及抗免疫作用而具有极强的抗哮喘作用,可迅速控制哮喘症状,能抑制或消除气道黏膜炎症病变,平喘效果显著,是当前治疗支气管哮喘的基本药物。除抗炎作用外,糖皮质激素还有抗微血管渗漏、松弛气道平滑肌和降低气道高反应性等作用,这些作用均有助于平喘。

本类药物包括全身用药和吸入用药,如氢化可的松、地塞米松、泼尼松、泼尼松龙和倍氯米松等。但由于糖皮质激素类药物不良反应多且严重。临床仅用于支气管扩张药不能有效控制病情的慢性哮喘患者,长期应用可以减少或中止发作,减轻病情。

倍氯米松（Beclomethasone,二丙酸氯地米松）为地塞米松的衍生物,具有较强的抗炎作用,是地塞米松作用强度的 600 倍。气雾吸入给药后,直接作用于呼吸道而发挥抗炎平喘作用。目前认为,本药可作为治疗哮喘发作间歇期及慢性哮喘的首选药。本药起效缓慢,不宜用于哮喘急性发作及哮喘持续状态的抢救治疗。

不良反应较轻,少数患者发生声音嘶哑和口腔、咽部白色念珠菌感染;喷药后及时漱口,可明显降低发生率。孕妇及婴儿慎用。

四、M 受体阻断药

异丙阿托品（Lprairopine,异丙托溴铵）为阿托品的衍生物,本药是季铵盐,口服难吸收,气雾剂吸入能在气道内形成较高的浓度,局部作用显著。本药能选择性阻断支气管平滑肌上的 M_1 受体,有明显的解除支气管痉挛作用,对呼吸道腺体及心血管作用弱。用于预防和治疗支气管哮喘,尤其适用于年龄较大、合并心血管疾病、对糖皮质激素类药物疗效差及不能耐受或禁用 β_2 受体激动药的患者。

本药不良反应少,大剂量应用可有口干、喉部不适、干咳及肌肉震颤等。青光眼及阿托品过敏的患者禁用。

五、抗过敏平喘药

抗过敏平喘药（过敏介质阻释剂）主要是阻止变态反应靶细胞释放过敏介质以及轻度的抗炎作用,从而发挥平喘作用。其平喘作用起效缓慢,不宜用于哮喘急性发作期的治疗,临床主要用于预防哮喘的发作。

（一）色甘酸钠

1. 作用及应用

色甘酸钠（Sodium Cromoglicate,咽泰）是一种抗过敏的平喘药,在接触抗原前用药,可预防 I 型变态反应,预防速发型和迟发型过敏性哮喘,预防运动和其他刺激诱发的哮喘。但无直接松弛支气管平滑肌的作用,对炎症介质无对抗作用,故对正在发作的哮喘无效。平喘主要机制与选择性稳定肺泡肥大细胞膜,阻止细胞外 Ca^{2+} 内流,抑制肥大细胞脱颗粒,减少组胺、白三烯等过敏介质的释放;抑制引起支气管痉挛的神经反射、降低气道反应性等因素有关。

主要用于预防各型支气管哮喘发作,此外,也可用于溃疡性结肠炎、过敏性鼻炎及胃肠过敏性疾病的预防。

2. 不良反应

不良反应极少,几乎无毒副反应,吸入时少数患者有咽喉刺激感、呛咳、气急、胸闷等,甚至诱发哮喘。同时吸入异丙肾上腺素,可避免其发生。

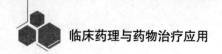

（二）酮替芬

酮替芬（Ketotifen，甲哌噻庚酮）为强效过敏介质阻释药，作用与色甘酸钠不尽相同，其兼有阻断 H_1 受体、抗 5-HT 及抑制磷酸二酯酶等作用，疗效优于色甘酸钠。口服有效，作用较持久。用于预防各型支气管哮喘的发作，对儿童效果最好，优于成人；对发作的急性哮喘无效。本药尚可用于过敏性鼻炎、慢性荨麻疹及食物性过敏等治疗，对糖皮质激素依赖型哮喘合用本药，可减少糖皮质激素的用量。有头晕、乏力、嗜睡、口干等不良反应，以成人多见，继续用药可自行缓解。儿童较少发生。

第七章　消化系统药物

第一节　助消化药

助消化药是促进食物消化吸收的药物。其化学成分多为消化液的有效成分，可使食物降解为小分子物质，以利于机体消化吸收，增强胃肠消化功能。临床用于消化不良的治疗。

一、稀盐酸（dilute hydrochloric acid）

稀盐酸为 10% 的盐酸溶液。口服后可提高胃内酸度，激活胃蛋白酶并维持其活性所需酸性；进入十二指肠后，能反射性地刺激胰液和胆汁的分泌；促进 Fe^{2+}、Ca^{2+}、PO_4^{3-} 等离子的吸收；有抑制细菌的作用。临床用于各种原因引起的胃酸缺乏症和消化不良等。

二、胃蛋白酶（pepsin）

胃蛋白酶能将蛋白质水解为䏡、胨及少量的多肽和氨基酸。胃蛋白酶在酸性环境中被激活且稳定性高，故常与盐酸合用。临床用于消化不良、长期患病所致消化功能减弱、慢性萎缩性胃炎、胃癌。不易与碱性药物配伍。

三、胰酶

胰酶是胰蛋白酶、胰脂肪酶和胰淀粉酶的混合物，能消化蛋白、脂肪和淀粉。此酶在中性或碱性环境中活性高，临床常用其肠溶制剂或与碳酸氢钠配伍使用，治疗胰酶分泌缺乏患者。口服不宜咬碎或与酸性药物配伍。

四、乳酶生（biofermine）

乳酶生又名表飞明，为活的乳酸杆菌，在肠内能分解糖类生成乳酸，提高肠内酸度，抑制腐败菌的生长繁殖，减少发酵和产气，改善胃肠蠕动，促进消化或止泻。用于消化不良和腹泻，特别是小儿消化不良引起的腹泻。不宜与抗菌药或吸附药合用。

第二节　促胃肠动力药

一、多潘立酮（Domperidone）

（一）剂型规格

片剂：10mg。分散片：10mg。栓剂：10mg、30mg、60mg。注射液：2mL：10mg。滴剂：1mL：

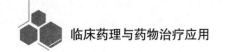

10mg。混悬液：1mL：1mg。

（二）适应证

①由胃排空延缓、胃－食管反流、慢性胃炎、食管炎引起的消化不良。②外科、妇科手术后的恶心、呕吐。③抗帕金森综合征药物引起的胃肠道症状和多巴胺受体激动药所致的不良反应。④抗癌药引起的呕吐。但对氮芥等强效致吐药引起的呕吐疗效较差。⑤胃炎、肝炎、胰腺炎等引起的呕吐，及其他疾病，如偏头痛、痛经、颅脑外伤、尿毒症等、胃镜检查和血液透析、放射治疗引起的恶心、呕吐。⑥儿童各种原因（如感染等）引起的急性和持续性呕吐。

（三）用法用量

肌内注射：每次 10mg，必要时可重复给药。口服：每次 10～20mg，每日 3 次，饭前服。直肠给药：每次 60mg，每日 2～3 次。

（四）注意事项

1 岁以下小儿慎用、哺乳期妇女慎用。

（五）不良反应

①偶见头痛、头晕、嗜睡、倦怠、神经过敏等。②如使用较大剂量可能引起非哺乳期泌乳，并且在一些更年期后妇女及男性患者中出现乳房胀痛现象；也可致月经失调。③消化系统偶有口干、便秘、腹泻、短时的腹部痉挛性疼痛现象。④皮肤偶见一过性皮疹或瘙痒症状。

（六）禁忌证

①对本药过敏者。②嗜铬细胞瘤。③乳腺癌。④机械性肠梗阻。⑤胃肠道出血。⑥孕妇。

（七）药物相互作用

①增加对乙酰氨基酚、氨苄西林、左旋多巴、四环素等药物的吸收速度。对服用对乙酰氨基酚的患者，不影响其血药浓度。②胃肠解痉药与本药合用，可能发生药理拮抗作用，减弱本药的治疗作用，两者不宜联用。③与 H_2 受体拮抗药合用，由于 H_2 受体拮抗药改变了胃内 pH，减少本药在胃肠道的吸收，故两者不宜合用。④维生素 B_6 可抑制催乳素的分泌，减轻本药泌乳反应。⑤制酸药可以降低本药的口服生物利用度，不宜合用。⑥口服含铝盐或铋盐的药物（如硫糖铝、胶体枸橼酸铋钾、复方碳酸铋等）后能与胃黏膜蛋白结合，形成络合物以保护胃壁，本药能增强胃部蠕动，促进胃内排空，缩短该类药物在胃内的作用时间，降低药物的疗效。

（八）药物过量

用药过量可出现困倦、嗜睡、心律失常、方向感丧失、锥体外系反应以及低血压等症状，但以上反应多数是自限性的，通常在 24 小时内消失。本药过量时无特殊的解药或特效药。应予对症支持治疗，并密切监测。给患者洗胃和（或）使用药用炭，可加速药物清除。使用抗胆碱药、抗帕金森病药以及具有抗副交感神经生理作用的抗组胺药，有助于控制与本药毒性有关的锥体外系反应。

二、西沙比利（Cisapride）

（一）剂型规格

片剂：5mg、10mg。胶囊：5mg。干混悬剂：100mg。

（二）适应证

本品可用于由神经损伤、神经性食欲缺乏、迷走神经切断术或部分胃切除引起的胃轻瘫。也用于 X 线、内镜检查呈阴性的上消化道不适；对胃－食管反流和食管炎也有良好作用，其疗效与雷尼替丁相同，与后者合用时其疗效可能得到加强；还可用于假性肠梗阻导致的推进性蠕动不足和胃肠内容物滞留及慢性便秘；对于采取体位和饮食措施仍不能控制的幼儿慢性、过多性反胃及呕吐也可试用本品治疗。

（三）注意事项

①由于本品促进胃肠活动，可能发生瞬时性腹部痉挛、腹鸣或腹泻，此时可考虑酌减剂量。当幼儿或婴儿发生腹泻时应酌减剂量。本品对胃肠道功能增加的患者可能有害，必须使用时应注意观察。②本品可能引起心电图 QT 间期延长、昏厥和严重的心律失常。当过量服用或与酮康唑同服时可引起严重的

尖端扭转型窦性心动过速。③本品无胚胎毒性，也无致畸作用，但小于 34 周的早产儿应慎重用药。④对于老年人，由于半衰期延长，故治疗剂量应酌减。肝、肾功能不全患者开始剂量可减半，以后可根据治疗结果及可能发生的不良反应及时调整剂量。⑤本品虽不影响精神运动功能，不引起镇静和嗜睡，但加速中枢抑制剂如巴比妥类和乙醇等的吸收，因此使用时应注意。

（四）不良反应

①曾有过敏、轻度短暂头痛或头晕的报道。②偶见可逆性肝功能异常，并可能伴有胆汁淤积。③罕见惊厥性癫痫、锥体外系反应及尿频等。

（五）禁忌证

对本品过敏者禁用，哺乳期妇女勿用本品。

（六）药物相互作用

①由于本品系通过促进肠肌层节后神经释放乙酰胆碱而发挥胃肠动力作用，因此抗胆碱药可降低本品效应。②服用本品后，胃排空速率加快，如同服经胃吸收的药物，其吸收速率可能降低，而经小肠吸收的药物其吸收速率可能会增加（如苯二氮䓬类、抗凝剂、对乙酰氨基酚及 H_2 受体阻滞药等）。③对于个别与本品相关的药物需确定其剂量时，最好监测其血药浓度。

三、伊托必利（Itopride）

（一）剂型规格

片剂：50mg。

（二）适应证

本品主要适用于功能性消化不良引起的各种症状，如：上腹部不适、餐后饱胀、早饱、食欲不振、恶心、呕吐等。

（三）用法用量

口服，成人每日 3 次，每次 1 片，饭前服用。可根据年龄、症状适当增减或遵医嘱。

（四）注意事项

①高龄患者用药时易出现不良反应，用时注意。②严重肝肾功能不全者、孕妇及哺乳期妇女慎用，儿童不宜使用。

（五）不良反应

主要不良反应有过敏症状，如皮疹、发热、瘙痒感等；消化道症状，如腹泻、腹痛、便秘、唾液增加等；神经系统症状，如头痛、刺痛感、睡眠障碍等；血液系统症状，如白细胞减少，当确认异常时应停药。偶见 BUN 或肌酐升高、胸背部疼痛、疲劳、手指发麻和手抖等。

（六）禁忌证

①对本药过敏者。②胃肠道出血穿孔、机械性梗阻、的患者禁用。

（七）药物相互作用

抗胆碱药可能会对抗伊托必利的作用，故两者不宜合用；本品可能增强乙酰胆碱的作用，使用时应注意。

（八）药物过量

药物过量表现为出现乙酰胆碱作用亢进症状，应采取对症治疗，可采用阿托品解救。

四、莫沙必利（Mosapride）

（一）剂型规格

片剂：5mg。

（二）适应证

慢性胃炎或功能性消化不良引起的消化道症状，如上腹部胀满感、腹胀、上腹部疼痛；暖气、恶心、呕吐、胃烧灼感等。

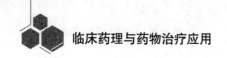

（三）用法用量

常用剂量每次 5mg，每日 3 次，饭前或饭后服用。

（四）注意事项

服用本品 2 周后，如消化道症状无变化，应停止服用。孕妇和哺乳期妇女、儿童及青少年、有肝肾功能障碍的老年患者慎用。

（五）不良反应

不良反应的发生率约为 4%。主要表现为腹泻、腹痛、口干、皮疹、倦怠、头晕、不适、心悸等。另有约 3.8% 的患者出现检验指标异常变化，表现为嗜酸性粒细胞增多、三酰甘油升高、ALT 升高等。

（六）禁忌证

①对本药过敏者。②胃肠道出血者或肠梗阻患者。

（七）药物相互作用

与抗胆碱药物合用可能减弱本品的作用。

第三节　止吐药及催吐药

一、甲氧氯普胺（Metoclopramide）

（一）剂型规格

片剂：5mg。注射液：1mL：10mg。

（二）适应证

①用于因脑部肿瘤手术、肿瘤的放疗及化疗、脑外伤后遗症、急性颅脑损伤以及药物所引起的呕吐。②对于胃胀气性消化不良、食欲不振、暖气、恶心、呕吐有较好疗效。③也可用于海空作业引起的呕吐及晕车症状。④增加食管括约肌压力，从而减少全身麻醉时胃肠道反流所致吸入性肺炎的发生率；可减轻钡餐检查时的恶心、呕吐反应现象，促进钡剂通过；十二指肠插管前服用，有助于顺利插管。⑤对糖尿病性胃轻瘫、胃下垂等有一定疗效；也用于幽门梗阻及对常规治疗无效的十二指肠溃疡。⑥可减轻偏头痛引起的恶心，并可能由于提高胃通过率而促进麦角胺的吸收。⑦本品的催乳作用可试用于乳量严重不足的产妇。⑧可用于胆管疾病和慢性胰腺炎的辅助治疗。

（三）用法用量

①口服：一次 5 ~ 10mg，一日 10 ~ 30mg，饭前半小时服用。②肌内注射：一次 10 ~ 20mg。每日剂量一般不宜超过 0.5mg/kg，否则易引起锥体外系反应。

（四）注意事项

①注射给药可能引起直立位低血压。②本品大剂量或长期应用可能因阻断多巴胺受体，使胆碱能受体相对亢进而导致锥体外系反应（特别是年轻人）。主要表现为帕金森综合征，可出现肌震颤、头向后倾、斜颈、阵发性双眼向上注视、发声困难、共济失调等。可用苯海索等抗胆碱药治疗。③遇光变成黄色或黄棕色后，毒性增高。

（五）不良反应

主要为镇静作用，可有倦怠、嗜睡、头晕等。其他有便秘、腹泻、皮疹及溢乳、男子乳房发育等，但较为少见。

（六）禁忌证

①孕妇禁用。②禁用于嗜铬细胞瘤、癫痫、进行放射治疗或化疗的乳腺癌患者，也禁用于胃肠道活动增强可导致危险的病例。

（七）药物相互作用

①吩噻嗪类药物能增强本品的锥体外系不良反应，不宜合用。②抗胆碱药（阿托品、丙胺太林、颠茄等）能减弱本品增强胃肠运动功能的效应，两药合用时应予注意。③可降低丙咪替丁的口服生物利用度，

两药若必须合用，服药时间应至少间隔 1 小时。④能增加对乙酰氨基酚、氨苄西林、左旋多巴、四环素等的吸收速率，地高辛的吸收因合用本品而减少。

（八）药物过量

表现为：深昏睡状态，神志不清；肌肉痉挛，如颈部及背部肌肉痉挛、拖曳步态、头部及面部抽搐样动作，以及双手颤抖摆动等锥体外系症状。处理：用药过量时，使用抗胆碱药物（如盐酸苯海索）、治疗帕金森病药物或抗组胺药（如苯海拉明），可有助于锥体外系反应的制止。

二、盐酸昂丹司琼（Ondansetron Hydrochloride）

（一）剂型规格

片剂：4mg、8mg。胶囊：8mg。注射剂：1mL：4mg；2mL：4mg；2mL：8mg。

（二）适应证

本品适用于治疗由化疗和放疗引起的恶心呕吐，也可用于预防和治疗手术后引起的恶心呕吐。

（三）用法用量

1. 治疗由化疗和放疗引起的恶心呕吐

（1）成人：给药途径和剂量应视患者情况因人而异。剂量一般为 8 ～ 32mg；对可引起中度呕吐的化疗和放疗，应在患者接受治疗前，缓慢静脉注射 8mg；或在治疗前 1 ～ 2 小时口服 8mg，之后间隔 12 小时口服 8mg。对可引起严重呕吐的化疗和放疗，可于治疗前缓慢静脉注射本品 8mg，之后间隔 2 ～ 4 小时再缓慢静脉注射 8mg，共 2 次；也可将本品加入 50 ～ 100mL 生理盐水中于化疗前静脉滴注，滴注时间为 15 分钟。对可能引起严重呕吐的化疗，也可于治疗前将本品与 20mg 地塞米松磷酸钠合用静脉滴注，以增强本品的疗效。对于上述疗法，为避免治疗后 24 小时出现恶心呕吐，均应持续让患者服药，每次 8mg，每日 2 次，连服 5 天。

（2）儿童：化疗前按体表面积计算，每平方米静脉注射 5mg，12 小时后再口服 4mg，化疗后应持续给予患儿口服 4mg，每日 2 次，连服 5 天。

（3）老年人：可依成年人给药法给药，一般不需调整。

2. 预防或治疗手术后呕吐

（1）成人：一般可于麻醉诱导同时静脉滴注 4mg，或于麻醉前 1 小时口服 8mg，之后每隔 8 小时口服 8mg，共 2 次。已出现术后恶心呕吐时，可缓慢滴注 4mg 进行治疗。

（2）肾衰竭患者：不需调整剂量、用药次数或用药途径。

（3）肝脏衰竭患者：由于本品主要自肝脏代谢，对中度或严重肝功能衰竭的患者每日用药剂量不应超过 8mg。静脉滴注时，本品在下述溶液中是稳定的（在室温或冰箱中可保持稳定 1 周）：0.9% 氯化钠注射液、5% 葡萄糖注射液、复方氯化钠注射液和 10% 甘露醇注射液，但本品仍应于临用前配制。

（四）注意事项

怀孕期间（尤其妊娠早期）不宜使用本品。哺乳期妇女服用本品时应停止哺乳。

（五）不良反应

常见有头痛、头部和上腹部发热感、静坐不能、腹泻、皮疹、急性张力障碍性反应、便秘等；部分患者可有短暂性氨基转移酶升高；少见有支气管痉挛、心动过速、胸痛、低钾血症、心电图改变和癫痫大发作。

（六）禁忌证

①有过敏史或对本品过敏者不得使用。②胃肠道梗阻患者禁用。

（七）药物相互作用

与地塞米松或甲氧氯普胺合用，可以显著增强止吐效果。

（八）药物过量

过量可引起幻视、血压升高，此时适当给予对症和支持治疗。

三、托烷司琼（Tropisetron）

（一）剂型规格

注射剂：1mL：5mg。胶囊剂：5mg。

（二）适应证

本品主要用于治疗癌症化疗引起的恶心呕吐。

（三）用法用量

每日 5mg，总疗程 6 天。静脉给药，在化疗前将本品 5mg 溶于 100mL 生理盐水、林格氏液或 5% 葡萄糖注射液中静脉滴注或缓慢静脉推注。口服给药，每日 1 次，每次 1 粒胶囊（5mg），于进食前至少 1 小时服用或于早上起床后立即用水送服。疗程 2 ～ 6 天，轻症者可适当缩短疗程。

（四）注意事项

①哺乳期妇女不宜应用，儿童暂不推荐使用。②本品可能对血压有一定影响，因此高血压未控制的患者每日剂量不宜超过 10mg。

（五）不良反应

常规剂量下的不良反应多为一过性，常见有头痛、便秘、头晕、疲劳及胃肠功能紊乱，如腹痛和腹泻。

（六）禁忌证

对本品过敏者及妊娠妇女禁用。

（七）药物相互作用

①本品与食物同服可使吸收略延迟。②本品与利福平或其他肝酶诱导剂合用可使本品血浆浓度减低，因此代谢正常者需增加剂量。

四、阿扎司琼（Azasetron）

（一）剂型规格

注射剂：2mL：10mg。片剂：10mg。

（二）适应证

主要用于抗恶性肿瘤药引起的消化系统症状，如恶心、呕吐等。

（三）用法用量

成人一般用量为 10mg，每日一次静脉注射。

（四）注意事项

①严重肝肾功能不全者慎用。②有引起过敏性休克的可能，所以需要注意观察，一旦出现异常时应马上停药并给予适当处理。

（五）不良反应

精神系统方面有时出现头痛、头重或烦躁感；消化系统方面出现口渴，ALT、AST 和总胆红素上升；循环系统有时出现颜面苍白、冷感或心悸；其他方面有时出现皮疹、全身瘙痒、发热、乏力、双腿痉挛、颜面潮红及血管痛等。

（六）禁忌证

①对本药及 $5-HT_3$ 受体阻滞药过敏者。②胃肠道梗阻患者禁用。

（七）药物相互作用

与碱性药物，如呋塞米、甲氨蝶呤、氟尿嘧啶、吡咯他尼或依托泊苷等配伍时，有可能出现混浊或析出结晶，也可能降低本品的含量，因此本品应先与生理盐水混合后方可配伍，配伍后应在 6 小时内使用。

五、阿扑吗啡（Apomorphine）

（一）剂型规格

注射剂：1mL：5mg。

（二）适应证

用于抢救意外中毒及不能洗胃的患者。

（三）用法用量

皮下注射：一次 2 ~ 5mg，一次最大剂量 5mg。

（四）注意事项

儿童、老年人、过度疲劳者及有恶心呕吐的患者慎用。

（五）不良反应

可出现持续的呕吐、呼吸抑制、急促、急性循环衰竭等。

（六）禁忌证

①与吗啡及其衍生物有交叉过敏。②心力衰竭或有心衰先兆的患者、醉酒状态明显者、阿片及巴比妥类中枢神经抑制药所导致的麻痹状态患者。

（七）药物相互作用

如先期服用止吐药，可降低本药的催吐作用。

第四节　泻药及止泻药

一、硫酸镁（Magnesium Sulfate）

（一）剂型规格

注射液：10mL：1g；10mL：2.5g。溶液剂：50%；33%。

（二）适应证

本品用于便秘、肠内异常发酵，亦可与驱虫剂并用；与药用炭合用，可治疗食物或药物中毒。用于阻塞性黄疸及慢性胆囊炎。用于惊厥、子痫、尿毒症、破伤风、高血压脑病及急性肾性高血压危象等。也用于发作频繁而其他治疗效果不好的心绞痛患者，对伴有高血压的患者效果较好。外用热敷消炎去肿。

（三）用法用量

导泻，每次口服 5 ~ 20g，清晨空腹服，同时饮 100 ~ 400mL 水，也可用水溶解后服用。利胆，每次 2 ~ 5g，一日 3 次，饭前或两餐间服；也可服用 33% 溶液，每次 10mL。抗惊厥、降血压等，肌内注射一次 1g，10% 溶液，每次 10mL；静脉滴注，一次 1 ~ 2.5g，将 25% 溶液 10mL 用 5% 葡萄糖注射液稀释成 1% 浓度缓慢静脉滴注。

（四）注意事项

①导泻时如果服用大量浓度过高的溶液，可自组织中吸取大量水分而导致脱水。②因静脉注射较为危险，应由有经验的医生掌握使用，注射须缓慢，并注意患者的呼吸与血压。如有中毒现象可用 10% 葡萄糖酸钙注射液 10mL 静脉注射解救。静脉滴注过快可引起血压降低及呼吸暂停。③中枢抑制药（如苯巴比妥）中毒患者不宜使用本品导泻排除毒物，以防加重中枢抑制。

（五）不良反应

尚不明确。

（六）禁忌证

肠道出血患者、急腹症患者以及孕妇、经期妇女禁用本品导泻。

二、比沙可啶（Bisacodyl）

（一）剂型规格

片剂：5mg；10mg。栓剂：5mg；10mg。泡腾散：5mg。

（二）适应证

①适用于急慢性便秘和习惯性便秘者。②腹部 X 线检查或内镜检查前，清洁和排空肠道。③手术前

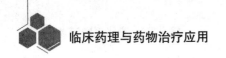

清洁肠道。

（三）用法用量

成人口服给药一次 5 ~ 10mg，一日 1 次。直肠给药一次 10mg，一日 1 次。儿童口服给药 6 岁以上儿童剂量为成人的一半。直肠给药 6 ~ 12 岁儿童一次 5mg，一日 1 次。

（四）注意事项

①儿童用药时应考虑可能妨碍正常的排便反射功能。②孕妇及哺乳期妇女不宜使用。

（五）不良反应

①胃肠道可引起轻度腹痛，偶见明显的腹部绞痛，停药后即消失。也曾报道引起过度腹泻。直肠给药可产生里急后重、肛门轻度灼热感。反复应用对直肠有刺激性，可能引起直肠炎。长期用药可能引起结肠功能紊乱、电解质紊乱、对泻药的依赖性及结肠黑便病。②泌尿生殖系统可出现无临床症状性尿色异常，这可能与药物部分吸收，经肾脏排除有关。③代谢/内分泌系统可出现低血钾，这可能由严重腹泻所导致电解质紊乱所致。

（六）禁忌证

①对本药过敏者。②急腹症（如阑尾炎、胃肠炎、直肠出血、肠梗阻等）患者（尤其是粪块阻塞所致）。③炎性肠病患者。④严重水电解质紊乱者。⑤肛门破裂或痔疮溃疡患者。⑥孕妇。

（七）药物相互作用

①由于低血钾可诱发尖端扭转，故不宜与可产生尖端扭转药物合用，如抗心律失常药胺碘酮、溴苄铵、丙吡胺、奎尼丁类、索他洛尔等和非抗心律失常药阿司咪唑、苄普地尔、舒托必利、特非那定、长春胺等。②由于低血钾可诱发洋地黄类药物的毒性作用，故本药与洋地黄类药物合用时，应监测血钾。

三、硫酸钠（Sodium Sulfate）

（一）剂型规格

散剂：500g。肠溶胶囊：1g。注射剂：20mL：2g；10mL：2.5g；外用溶液：12% ~ 15%。

（二）适应证

导泻：①用于单纯性、继发性急性便秘。外科手术后结肠镜检查前排空肠内容物。②钡中毒解救。

（三）用法用量

成人口服给药。导泻：散剂：一次 5 ~ 20g，加 250mL 温水于清晨空腹服用，一日 10 ~ 30g。肠溶胶囊：一次 5g，一日 1 ~ 3 次，第 1 次服药后在 6 ~ 12 小时内排便，即可停药；如服药后 12 小时内未排便，追服 1 次 5g；追服后 6 小时内仍未排便，可再追服 1 次 5g。解除钡中毒：可用 2% ~ 5% 的硫酸钠洗胃，或口服 20 ~ 30g 导泻。洗胃后将 10% 硫酸钠 150 ~ 300mL 内服或注入胃内，1 小时后可重复 1 次。

（四）注意事项

严重心、脑、肺、肾疾病患者、全身重度衰竭者、年老体弱者及月经期妇女慎用。

（五）不良反应

严重钡中毒时静脉给予硫酸钠，在解除钡离子毒性作用的同时，可能会因形成大量硫酸钡沉淀而导致肾小管阻塞、坏死，以致发生肾衰竭。

（六）禁忌证

①孕妇。②因严重器质性病变引起近期排便困难者。③充血性心力衰竭者。④水肿患者。

四、复方地芬诺酯（Compound Diphenoxylate）

（一）剂型规格

片剂：含盐酸地芬诺酯 2.5mg，硫酸阿托品 0.025mg。

（二）适应证

适用于急慢性功能性腹泻及慢性肠炎等。大剂量（一次 40 ~ 60mg）可产生欣快感，长期服用可致依赖性（但用常量与阿托品合用进行短期治疗，则产生依赖性的可能性很小）。

（三）用法用量

口服，一次 2.5 ~ 5mg，一日 2 ~ 4 次。至腹泻被控制时，应即减少剂量。

（四）注意事项

①肝功能不全患者及正在服用成瘾性药物患者宜慎用。②正在服用成瘾性药物者慎用。③腹泻早期及腹胀患者。

（五）不良反应

偶见口干、腹部不适、恶心、呕吐、思睡、烦躁、失眠等，减量或停药后即消失。

（六）禁忌证

2 岁以下儿童、孕妇、严重溃疡性结肠炎患者及脱水者禁用。

（七）药物相互作用

可增强巴比妥类、阿片类及其他中枢抑制药的作用，故不宜合用。

五、盐酸洛哌丁胺（Loperamide Hydrochloride）

（一）剂型规格

颗粒剂：1g：1mg。胶囊剂：1mg；2mg。溶液剂：1mL：0.2mg。

（二）适应证

适用于急性腹泻以及各种病因引起的慢性腹泻，如溃疡性结肠炎、克罗恩病、非特异性结肠炎、肠易激综合征、短肠综合征等。对胃、肠部分切除术后和甲亢引起的腹泻也有较好疗效。本品尤其适用于临床上应用其他止泻药效果不显著的慢性功能性腹泻。

（三）用法用量

成人首次口服 4mg，以后每腹泻一次再服 2mg，直至腹泻停止或用量达 16 ~ 20mg/d，连续 5 日，若无效则停服。儿童首次服 2mg，以后每腹泻一次服 2mg，至腹泻停止，最大用量为 8 ~ 12mg/d。空腹或饭前半小时服药可提高疗效。慢性腹泻待显效后每日给予 4 ~ 8mg（成人），长期维持。

（四）注意事项

①严重中毒性或感染性腹泻患者慎用，以免止泻后加重中毒症状。重症肝损害者慎用。因用抗生素而导致假膜性大肠炎患者不宜用。②禁用于 1 岁以下婴儿和肠梗阻、亚肠梗阻或便秘患者，发生胃肠胀气或严重脱水的小儿也不宜使用。③孕妇和哺乳期妇女慎用。④本品不能单独用于伴有发烧和便血的细菌性痢疾患者。⑤腹泻患者常发生水和电解质丧失，应适当补充水和电解质。

（五）不良反应

主要有皮疹、瘙痒、口干及腹胀、恶心、食欲不振，偶见呕吐，也可有头晕、头痛、乏力。

（六）禁忌证

①对洛哌丁胺过敏者禁用，肠梗阻、胃肠胀气或便秘等需避免抑制肠蠕动的患者禁用，严重脱水者、溃疡性结肠炎的急性发作期患者及假膜性肠炎患者禁用。②伴有高热和脓血便的急性细菌性痢疾的患者禁用．5 岁以下儿童禁用。

（七）药物相互作用

尚未发现与其他药物合用时有相互作用。

（八）药物过量

在药物过量时（包括由于肝功能障碍导致的相对过量），可能出现中枢神经抑制症状（如木僵、调节功能紊乱、嗜睡、缩瞳、肌张力过高、呼吸抑制）及肠梗阻。儿童对中枢神经系统毒性的反应可能较成人敏感。可用纳洛酮解毒。应注意本药作用的持续时间长于纳洛酮（1 ~ 3 小时），须持续使用纳洛酮，患者至少监护 48 小时以防止可能的中枢神经抑制症状。

六、多维乳酸菌（Compound Vitamin Lactobacillus）

（一）剂型规格

胶囊：250mg，每250mg含活菌5亿个（粪链球菌$4.5×10^8$个，枯草杆菌$5.0×10^7$个）。散剂、颗粒：1g，每克多维乳酸菌含乳酸菌培养物37.5mg、活的粪链球菌$1.35×10^8$个、枯草杆菌$1.5×10^7$个、维生素C 10mg、维生素B_1 0.5mg、维生素B_2 0.5mg、维生素B_6 0.5mg、维生素B_{12} 10μg、烟酰胺2.0mg、乳酸钙20mg、氧化锌1.25mg。

（二）适应证

1. 胶囊

用于成人及12岁以上儿童使用抗生素、化疗药物等导致肠道菌群失调引起的肠炎、腹泻、腹胀、便秘、消化不良、食欲缺乏等。

2. 散剂、颗粒

用于12岁以下儿童、婴幼儿下列疾病：

（1）各种胃肠功能失调，包括：①食欲缺乏、消化不良以及营养吸收不良。②肠道菌群失调、肠道细菌感染性腹泻和轮状病毒感染性腹泻。③功能性便秘。

（2）可补充因消化不良或腹泻所致的多种维生素及锌、钙微量元素的缺乏。

（3）用于新生儿和婴幼儿黄疸。

（三）用法用量

口服，一次1～2粒，每日1～3次。根据病情和年龄可适当增减。

（四）注意事项

尚不明确。

（五）不良反应

偶见皮疹、头晕、口干、恶心、呕吐和便秘等。

（六）禁忌证

对本药任何成分过敏者。

（七）药物相互作用

与抗生素合用，治疗菌群失调引起的腹泻疗效降低，治疗感染性腹泻时则可提高疗效。

第五节　利胆药

一、非布丙醇（Febuprol）

（一）剂型规格、用法用量

片剂50mg，0.1g；胶囊剂50mg，0.1g。口服：一次0.1～0.2g，一日3次，饭后服。

（二）作用用途

本品具有明显的利胆作用，动物实验证明，无论肝实质是否损伤，均可使胆汁分泌增加。本品也有松弛胆管平滑肌及奥狄括约肌、降低血中胆固醇的作用。本品90%以上经胃肠道吸收，代谢率达99%。血浆蛋白结合率为70%。本品85%由胆汁排出，4%由尿排泄。原形药在胆汁及尿中仅占0.2%及0.1%。本品毒性较低，亚急性毒性试验未见对循环系统及其他器官损害。用于治疗胆囊炎、胆石症及其他高脂血症、脂肪性消化不良和急、慢性肝炎。

（三）不良反应

个别可见一过性胃部不适。

二、羟甲烟胺（Nicotinylmethylamide）

（一）剂型规格、用法用量

片剂 0.5g，胶囊剂 0.5g。口服：一次 1g，一日 3 次，连服 2 ~ 4 日后改为一日 2 次；儿童，一次 0.25 ~ 0.5g，一日 3 次。注射剂 10mL：0.4g；静注；一次 0.4 ~ 0.8g，一日 1 次，维持用药一次 0.4g，隔日 1 次。

（二）作用用途

本品为利胆、保肝、抑菌药。促进胆汁分泌，增加胆盐浓度，具有利胆保肝作用。并能有效地抑制胆管及肠道中的双球菌、化脓链球菌、肠球菌及大肠杆菌，具有明显的消炎作用。用于胆管炎、胆囊炎、胆石症、传染性肝炎、肝源性黄疸、肝功障碍、胃及十二指肠炎、急性肠炎、结肠炎等。

（三）不良反应

少数患者可见胃部不适。

三、胆酸钠（Cholate Sodium）

（一）剂型规格、用法用量

片剂 0.2g；胶囊 0.2g。口服：一次 0.2 ~ 0.4g，一日 3 次；儿童．3 岁以上一次 0.1g，一日 3 次。溶解胆结石：一次 0.25 ~ 0.5g，一日 3 次。

（二）作用用途

系从牛胆或猪胆中提得的胆盐混合物，为天然胆汁酸的甘氨酸和牛磺酸结合物的混合钠盐。能刺激肝细胞分泌胆汁，促进脂肪的乳化及吸收，兼有利胆作用，溶解富含胆固醇的结石，并有助于脂溶性维生素 D、K 的吸收和增加胰酶的活性。用于胆囊或胆管瘘管的长期引流患者及胆汁缺乏、脂肪消化不良和胆囊炎。

（三）不良反应

有缓泻作用。

（四）注意事项

总胆管完全阻塞而未做体位引流前的患者禁用。

四、去氢胆酸（Dehydrocholic Acid）

（一）剂型规格、用法用量

片剂 0.25g。口服：一次 0.25 ~ 0.5g，一日 3 次，饭后服；儿童．1 岁以下一次 0.01 ~ 0.02g，1 ~ 5 岁一次 0.03 ~ 0.1g，一日 3 次。（钠盐）注射剂 5mL：0.5g，5mL：1g；静注；一日 0.5g，必要时可逐渐增加到一日 2g。

（二）作用用途

本品为胆酸的合成衍生物，具有利胆、促进胆汁分泌的作用。起效迅速，静脉注射后 20 ~ 30 分钟达最大效应，维持时间长。本品能促进肝脏分泌大量黏度较低的胆汁，增加胆汁容量，但不改变胆盐及其色素的含量，可使胆管畅通，起到清洗胆管和利胆的作用。这与天然胆盐的作用不同，后者分泌量及其同体成分均有增加，并能促进脂肪和脂溶性维生素的吸收，而本品的这一作用很弱。本品还有促进肝脏血流及胆红素排泄和利尿作用。本品口服吸收较好。本品由粪便排出。用于慢性功能性或器质性胆囊（如慢性肝炎）胆管病变，如胆囊或胆管功能失调、胆囊切除后综合征、慢性胆囊炎、胆石症及某些肝脏疾病。

（三）不良反应

可有口干、口苦及皮肤瘙痒、缓泻等，可出现呼吸困难、心搏骤停、心律失常、肌痉挛、极度疲乏无力，一般轻微短暂，但如长期应用或一时用量过大，可导致电解质失平衡。

（四）注意事项

（1）胆管完全阻塞，严重肝、肾功能不全，阑尾炎或肠梗阻，诱因不明的直肠出血，充血性心衰等患者禁用。对哮喘及有过敏史的患者慎用。可用本品 20% 溶液 0.2mL。做皮试，阳性反应者不可静注。

（2）长期应用会出现胆汁减少，出现所谓"肝疲劳"现象。

（3）如出现嗳气、打嗝、腹泻、恶心、痉挛、直肠区周围皮肤刺激等症状时应进行对症处理。

（4）因本品代谢产物羟基酮和胆酸有增加结肠分泌水分的作用，因而可有缓泻。

第八章 利尿药

第一节 高效能利尿药

一、呋塞米（Furosemide）

1. **其他名称** 阿西亚、呋喃苯胺酸、腹安酸、乐晓、利尿磺胺、利尿灵、美朗宁、速尿、速尿灵。

2. **药理作用** 本品为强效利尿剂，其作用机制如下：

（1）对水和电解质排泄的作用：能增加水、钠、氯、钾、钙、镁、磷等的排泄。与噻嗪类利尿药不同，呋塞米等袢利尿药存在明显的剂量－效应关系。随着剂量加大，利尿效果明显增强，且药物剂量范围较大。本类药物主要抑制肾小管髓袢厚壁段对氯化钠的主动重吸收，管腔液 Na^+、Cl^- 浓度升高，而髓质间液 Na^+、Cl^- 浓度降低，使渗透压梯度差降低，肾小管浓缩功能下降，从而导致水、Na^+、Cl^- 排泄增多。由于 Na^+ 重吸收减少，远端小管 Na^+ 浓度升高，促进 Na^+–K^+ 和 Na^+–H^+ 交换增加，K^+ 和 H^+ 排出增多。至于呋塞米抑制肾小管髓袢升支厚壁段重吸收 Cl^- 的机制，过去曾认为该部位存在氯泵，目前研究表明该部位基底膜外侧存在与 Na^+–K^+–ATP 酶有关的 Na^+、Cl^- 配对转运系统，呋塞米通过抑制该系统功能而减少 Na^+、Cl^- 的重吸收。另外，呋塞米尚能抑制近端小管和远端小管对 Na^+、Cl^- 的重吸收，促进远端小管分泌 K^+。呋塞米通过抑制亨氏袢对 Ca^{2+}、Mg^{2+} 的重吸收而增加 Ca^{2+}、Mg^{2+} 排泄。短期用药能增加尿酸排泄，而长期用药则可引起高尿酸血症。

（2）对血流动力学的影响：呋塞米能抑制前列腺素分解酶的活性，使前列腺素 E_2 含量升高，从而具有扩张血管作用。扩张肾血管，降低肾血管阻力，使肾血流量尤其是肾皮质深部血流量增加，在呋塞米的利尿作用中具有重要意义，也是其用于预防急性肾衰竭的理论基础。另外，与其他利尿药不同，袢利尿药在肾小管液流量增加的同时肾小球滤过率不下降，可能与流经致密斑的氯减少，从而减弱或阻断了球－管平衡有关。呋塞米能扩张肺部容量静脉，降低肺毛细血管通透性，加上其利尿作用，使回心血量减少，左心室舒张末期压力降低，有助于急性左心衰竭的治疗。由于呋塞米可降低肺毛细血管通透性，为其治疗成人呼吸窘迫综合征提供了理论依据。

3. **适应证**

（1）用于水肿性疾病，包括充血性心力衰竭、肝硬化、肾脏疾病（肾炎、肾病及各种原因所致的急慢性肾衰竭），尤其是在其他利尿药效果不佳时，应用本品仍可能有效。本品也可与其他药物合用于治疗急性肺水肿和急性脑水肿等。

（2）治疗高血压：本品不作为治疗原发性高血压的首选药物，但当噻嗪类药物疗效不佳，尤其当伴有肾功能不全或出现高血压危象时，本品尤为适用。

（3）预防急性肾衰竭：用于多种原因（休克、中毒、麻醉意外以及循环功能不全等）导致肾血流灌注不足时，在纠正血容量不足的同时及时应用本品，可减少急性肾小管坏死的机会。

（4）用于高钾血症及高钙血症。

（5）用于稀释性低钠血症，尤其是当血钠浓度低于 120mmol/L 时。

（6）用于抗利尿激素分泌调节综合征（SLADH）。

（7）用于急性药物、毒物中毒，如巴比妥类药物中毒等。

4，用法用量

（1）成人

1）口服给药：①水肿性疾病：起始剂量为一次 20 ～ 40mg，一日 1 次，必要时 6 ～ 8 小时后追加 20 ～ 40mg，直至出现满意利尿效果。一日最大剂量可达 600mg，但一般应控制在 100mg 以内，分 2 ～ 3 次服用。部分患者可减少至 20 ～ 40mg，隔日 1 次，或一日 20 ～ 40mg，每周连续服药 2 ～ 4 日。②高血压：起始剂量为一日 40 ～ 80mg，分 2 次服用，并酌情调整剂量。③高钙血症：一日 80 ～ 120mg，分 1 ～ 3 次服。

2）静脉注射：①水肿性疾病：一般剂量：开始剂量为 20 ～ 40mg，必要时每 2 小时追加剂量，直至出现满意疗效。维持用药阶段可分次给药。急性左心衰竭：起始剂量 40mg，必要时每小时追加 80mg，直至出现满意疗效。②慢性肾功能不全：一日剂量一般为 40 ～ 120mg。③高血压危象：起始剂量为 40 ～ 80mg，伴急性左心衰竭或急性肾衰竭时，可酌情增加剂量。④高钙血症：一次 20 ～ 80mg。

3）静脉滴注：用于急性肾衰竭，以本品 200 ～ 400mg 加入氯化钠注射液 100mL 中，滴注速度不超过 4mg/min。有效者可按原剂量重复应用或酌情调整剂量，一日总剂量不超过 Ig。利尿效果差时不宜再增加剂量，以免出现肾毒性，对急性肾衰功能恢复不利。

（2）儿童

1）口服给药：用于水肿性疾病，起始剂量为 2mg/kg，必要时每 4 ～ 6 小时追加 1 ～ 2mg/kg。

2）静脉注射：用于水肿性疾病，起始剂量为 1mg/kg，必要时每隔 2 小时追加 1mg/kg。一日最大剂量不超过 6mg/kg。

5. 不良反应

（1）常见者：与水、电解质紊乱有关，尤其是大剂量或长期应用时，如体位性低血压、休克、低钾血症、低氯血症、低氯性碱中毒、低钠血症、低钙血症以及与此有关的口渴、乏力、肌肉酸痛、心律失常等。

（2）少见者：有过敏反应（包括皮疹、间质性肾炎甚至心脏骤停）、视觉模糊、黄视症、光敏感、头晕、头痛、纳差、恶心、呕吐、腹痛、腹泻、胰腺炎、肌肉强直等，骨髓抑制导致粒细胞减少、血小板减少性紫癜和再生障碍性贫血，肝功能损害，指（趾）感觉异常，高糖血症，尿糖阳性，原有糖尿病加重，高尿酸血症。

（3）耳鸣、听力障碍多见于大剂量静脉快速注射时（每分钟剂量大于 4 ～ 15mg），多为暂时性，少数为不可逆性，尤其当与其他有耳毒性的药物同时应用时。

（4）在高钙血症时，可引起肾结石。

（5）尚有报道本药可加重特发性水肿。

6. 禁忌

（1）低钾血症患者。

（2）肝性脑病患者。

7. 注意事项

（1）交叉过敏：对磺胺药和噻嗪类利尿药过敏者，对本药可能亦过敏。

（2）对诊断的干扰：可致血糖升高、尿糖阳性，尤其是糖尿病或糖尿病前期患者，过度脱水可使血尿酸和尿素氮水平暂时性升高，血 Na^+、Cl^-、K^+、Ca^{2+} 和 Mg^{2+} 浓度下降。

（3）药物剂量应从最小有效剂量开始，然后根据利尿反应调整剂量，以减少水、电解质紊乱等副作用的发生。

（4）存在低钾血症或低钾血症倾向时，应注意补充钾盐。

（5）与降压药合用时，后者剂量应酌情调整。

（6）少尿或无尿患者应用最大剂量后 24 小时仍无效时应停药。

（7）随访检查：①血电解质，尤其是合用洋地黄类药物或皮质激素类药物、肝肾功能损害者。②血压，尤其是用于降压、大剂量应用或用于老年人。③肾功能。④肝功能。⑤血糖。⑥血尿酸。⑦酸碱平衡情况。⑧听力。

（8）下列情况应慎用：①无尿或严重肾功能损害者。②糖尿病患者。③高尿酸血症或有痛风病史者。④严重肝功能损害者（因水、电解质紊乱可诱发肝性脑病）。⑤急性心肌梗死（过度利尿可促发休克）。⑥胰腺炎或有此病史者。⑦有低钾血症倾向者（尤其是应用洋地黄类药物或有室性心律失常者）。⑧红斑狼疮患者（本药可加重病情或诱发狼疮活动）。⑨前列腺增生者。

（9）FDA 对本药的妊娠安全性分级为 C 级，如用于妊娠高血压患者为 D 级。

8. 药物相互作用

（1）肾上腺皮质激素、促肾上腺皮质激素及雌激素能降低本药的利尿作用，并增加电解质紊乱尤其是低钾血症的发生机会。

（2）非甾体类消炎镇痛药能降低本药的利尿作用，肾损害机会也增加，这与前者抑制前列腺素合成、减少肾血流量有关。

（3）与拟交感神经药物及抗惊厥药物合用，利尿作用减弱。

（4）与氯贝丁酯合用，两药的作用均增强，并可出现肌肉酸痛、强直。

（5）与多巴胺合用，利尿作用加强。

（6）饮酒及含酒精制剂和可引起血压下降的药物能增强本药的利尿和降压作用；与巴比妥类药物、麻醉药合用，易引起体位性低血压。

（7）本药可使尿酸排泄减少，血尿酸升高，故与治疗痛风的药物合用时，后者的剂量应适当调整。

（8）可降低降血糖药的疗效。

（9）可降低抗凝药物和抗纤溶药物的作用，主要由于利尿后血容量下降，致血中凝血因子浓度升高，以及利尿使肝血液供应改善、肝脏合成凝血因子增多有关。

（10）本药加强非去极化肌松药的作用，与血钾下降有关。

（11）与两性霉素、头孢菌素、氨基糖苷类等抗生素合用，肾毒性和耳毒性增加，尤其是原有肾损害时。

（12）与抗组胺药物合用时耳毒性增加，易出现耳鸣、头晕、眩晕。

（13）与锂合用肾毒性明显增加，应尽量避免。

（14）服用水合氯醛后静注本药可致出汗、面色潮红和血压升高，此与甲状腺素由结合状态转为游离状态增多，导致分解代谢加强有关。

（15）与碳酸氢钠合用发生低氯性碱中毒机会增加。

9. 规格　片剂：20mg；40mg。注射液：2mL：20mg。

二、布美他尼（Bumetanide）

1. 其他名称　丁胺速尿、丁苯氧酸、丁尿胺、丁脲胺、便多、丁氧苯酸、利了。

2. 药理作用　对水和电解质的排泄作用基本同呋塞米，其利尿作用为呋塞米的 20 ~ 60 倍。主要抑制肾小管髓袢升支厚壁段对氯化钠的主动重吸收，对近端小管重吸收 Na^+ 也有抑制作用，但对远端肾小管无作用，故排钾作用小于呋塞米。

能抑制前列腺素分解酶的活性，使前列腺素 E_2 含量升高，从而具有扩张血管的作用。扩张肾血管，降低肾血管阻力，使肾血管血流量尤其是肾皮质深部血流量增加，在布美他尼的利尿作用中具有重要意义，也是其用于预防急性肾衰竭的理论基础。另外，与其他利尿药不同，袢利尿药在肾小管液流量增加的同时肾小球滤过率不下降，可能与流经致密斑的氯减少，从而减弱或阻断了球 – 管平衡有关。布美他尼能扩张肺部容量静脉，降低肺毛细血管通透性，加上其利尿作用，使回心血量减少，左心室舒张末期压力降低，有助于急性左心衰竭的治疗。由于布美他尼可降低肺毛细血管通透性，为其治疗成人呼吸窘迫综合征提供了理论依据。

3. 适应证　临床主要作为呋塞米的代用品，对某些呋塞米无效的患者可能有效。

（1）用于治疗水肿性疾病，包括充血性心力衰竭、肝硬化、肾脏疾病（肾炎、肾病及各种原因所致的急慢性肾衰竭），尤其是应用其他利尿药效果不佳时，应用本类药物仍可能有效。与其他药物合用治疗急性肺水肿和急性脑水肿等。

（2）用于高血压：在使用利尿药治疗高血压时，本品不作为治疗原发性高血压的首选药物，但当噻嗪类药物疗效不佳，尤其当伴有肾功能不全或出现高血压危象时，本品尤为适用。

（3）预防急性肾衰竭：用于多种原因导致的肾血流灌注不足，如休克、中毒、麻醉意外以及循环功能不全等，在纠正血容量不足的同时及时应用本品，可减少急性肾小管坏死的机会。

（4）用于高钾血症及高钙血症。

（5）用于稀释性低钠血症，尤其是当血钠浓度低于 120mmol/L 时。

（6）用于血管升压素分泌失调综合征（SIADH）。

（7）用于急性药物、毒物中毒，如巴比妥类药物中毒等。

4. 用法用量

（1）成人

1）口服给药：治疗水肿性疾病或高血压，起始剂量为 0.5 ~ 2mg，必要时每 4 ~ 5 小时重复 1 次；也可间隔用药，即每隔 1 ~ 2 日用药 1 日。一日最大剂量可达 10mg。

2）静脉注射：①治疗水肿性疾病或高血压：起始剂量为 0.5 ~ 1mg，必要时每 2 ~ 3 小时重复 1 次。一日最大剂量为 10mg。②治疗急性肺水肿及左心衰：一次 0.5 ~ 1mg，必要时 30 分钟重复 1 次。

3）静脉滴注：治疗急性肺水肿及左心衰，将本品 2 ~ 5mg 加入 5% 葡萄糖注射液 500mL 中静脉滴注，30 ~ 60 分钟滴完。

4）肌内注射：同静脉注射。

（2）儿童

1）口服给药：一次 0.01 ~ 0.02mg/kg. 必要时每 4 ~ 6 小时给药 1 次。

2）静脉注射：一次 0.01 ~ 0.02mg/kg，必要时每 4 ~ 6 小时给药 1 次。

3）肌内注射：同静脉注射。

5. 不良反应

（1）常见者：与水、电解质紊乱有关，尤其是大剂量或长期应用时，如体位性低血压、休克、低钾血症、低氯血症、低氯性碱中毒、低钠血症、低钙血症以及与此有关的口渴、乏力、肌肉酸痛、心律失常等。

（2）少见者：有过敏反应（包括皮疹、甚至心脏骤停）、头晕、头痛、纳差、恶心、呕吐、腹痛、腹泻、胰腺炎、肌肉强直等，骨髓抑制导致粒细胞减少、血小板减少性紫癜和再生障碍性贫血，肝功能损害，指（趾）感觉异常，高糖血症，尿糖阳性，原有糖尿病加重，高尿酸血症。

（3）耳鸣、听力障碍多见于大剂量静脉快速注射时（每分钟剂量大于 4 ~ 15mg），多为暂时性，少数为不可逆性，尤其当与其他有耳毒性的药物同时应用时。

（4）在高钙血症时，可引起肾结石。

（5）尚有报道本药可加重特发性水肿。

（6）偶见未婚男性遗精和阴茎勃起困难。

（7）大剂量时可发生肌肉酸痛、胸痛。

（8）对糖代谢的影响可能小于呋塞米。

6. 禁忌　对本品或磺胺类药物过敏者。

7. 注意事项

（1）对诊断的干扰：可致血糖升高，尿糖阳性，尤其是糖尿病或糖尿病前期患者，过度脱水可使血尿酸和尿素氮水平暂时性升高，血 Na^+、Cl^-、K^+、Ca^{2+} 和 Mg^{2+} 浓度下降。

（2）随访检查：①血电解质，尤其是合用洋地黄类药物或皮质激素类药物、肝肾功能损害者。②血压，尤其是用于降压、大剂量应用或用于老年人。③肾功能。④肝功能。⑤血糖。⑥血尿酸。⑦酸碱平衡情况。⑧听力。

（3）动物实验提示本药能延缓胎儿生长和骨化。对新生儿和乳母的情况尚不清楚。能增加尿磷的排泄量，可干扰尿磷的测定。

（4）下列情况应慎用：①严重肾功能不全者。②糖尿病患者。③高尿酸血症或有痛风病史者。④严重肝功能不全者（因水、电解质紊乱可诱发肝性脑病）。⑤急性心肌梗死（过度利尿可促发休克）。⑥胰腺炎或有胰腺炎病史者。⑦有低钾血症或有低钾血症倾向者（尤其是应用洋地黄类药物或有室性心律失常者）。⑧前列腺增生者。

（5）FDA 对本药的妊娠安全性分级为 C 级。

8. 药物相互作用

（1）肾上腺皮质激素、促肾上腺皮质激素及雌激素能降低本药的利尿作用，并增加电解质紊乱尤其是低钾血症的发生机会。

（2）非甾体类消炎镇痛药能降低本药的利尿作用，肾损害机会也增加，与前者抑制前列腺素合成，减少肾血流量有关。

（3）与拟交感神经药物及抗惊厥药物合用，利尿作用减弱。

（4）与氯贝丁酯合用，两药的作用均增强，并可出现肌肉酸痛、强直。

（5）与多巴胺合用，利尿作用加强。

（6）饮酒及含酒精制剂和可引起血压下降的药物能增强本药的利尿和降压作用；与巴比妥类药物、麻醉药合用，易引起体位性低血压。

（7）本药可使尿酸排泄减少，血尿酸升高，故与治疗痛风的药物合用时，后者的剂量应适当调整。

（8）可降低降血糖药的疗效。

（9）可降低抗凝药物和抗纤溶药物的作用，主要由于利尿后血容量下降，致血中凝血因子浓度升高，以及利尿使肝血液供应改善、肝脏合成凝血因子增多。

（10）本药加强非去极化肌松药的作用，与血钾下降有关。

（11）与两性霉素、头孢菌素、氨基糖苷类等抗生素合用，肾毒性和耳毒性增加，尤其是原有肾损害时。

（12）与抗组胺药物合用时耳毒性增加，易出现耳鸣、头晕、眩晕。

（13）与锂合用肾毒性明显增加，应尽量避免。

（14）服用水合氯醛后静注本药可致出汗、面色潮红和血压升高，此与甲状腺素由结合状态转为游离状态增多，导致分解代谢加强有关。

（15）与碳酸氢钠合用发生低氯性碱中毒机会增加。

9. 规格　片剂：1mg。注射液：2mL：0.5mg。

三、托拉塞米（Torasemide）

1. 其他名称　托拉沙得、托拉噻米、特苏平、维达通、优利德。

2. 药理作用　本品为磺酰脲吡啶衍生物，系袢利尿药。主要作用于髓袢升支粗段，抑制 Na^+-K^+-$2Cl^-$ 转运系统，可增加钠、氯和水在尿中的排泄量。本品对肾小球滤过率、肾血流量、体内酸碱平衡无显著影响。此外，本品可加速毒物和药物的排泄、保护肾脏功能（减轻有毒物质对近曲小管上皮细胞的损害）。

3. 适应证

（1）用于治疗水肿性疾病：可用于充血性心力衰竭、肝硬化、肾脏疾病所致水肿。本品也可与其他药物合用治疗急性脑水肿。

（2）用于治疗原发性或继发性高血压。

4. 用法用量

（1）口服给药

1）充血性心力衰竭所致水肿：起始剂量为一次 10mg，每日 1 次，根据需要可将剂量增至一次 20mg，一日 1 次。

2）肝硬化所致水肿：起始剂量一次 5 ~ 10mg，一日 1 次，后可逐渐增量，但不超过一日 40mg。

3）急性或慢性肾衰竭所致水肿：起始剂量 5mg，单剂 20mg 可产生明显效果。

4）原发性高血压：起始剂量一次 5mg，一日 1 次。若用药 4 ~ 6 周内疗效不佳，剂量可增至一次 10mg，一日 1 次。若一日 10mg 的剂量仍未取得足够的降压作用，可考虑合用其他降压药。

（2）静脉给药

1）充血性心力衰竭及肝硬化所致水肿：初始剂量一次 5mg 或 10mg，一日 1 次，缓慢静脉注射，也可用 5% 葡萄糖注射液或生理盐水稀释后静脉输注；如疗效不满意可增至一次 20mg，一日 1 次，一日最大剂量为 40mg，疗程不超过 1 周。

2）肾脏疾病所致水肿：初始剂量一次 20mg，一日 1 次，以后根据需要可逐渐增至最大剂量一日 100mg，疗程不超过 1 周。

5. 不良反应

（1）常见不良反应有头痛、眩晕、疲乏、食欲减退、肌肉痉挛、恶心呕吐、高血糖、高尿酸血症、便秘和腹泻；长期大量使用可能发生水和电解质平衡失调。

（2）治疗初期和年龄较大的患者常发生多尿，个别患者由于血液浓缩而引起低血压，精神紊乱，血栓性并发症，及心或脑缺血引起心律失常、心绞痛、急性心肌梗死或昏厥等，低血钾可发生在低钾饮食、呕吐、腹泻、过多使用泻药和肝功能异常的患者。

（3）个别患者可出现皮肤过敏，偶见瘙痒、皮疹、光敏反应，罕见口干、肢体感觉异常、视觉障碍。

6. 禁忌

（1）对本品或磺酰脲类过敏患者禁用。

（2）无尿患者禁用。

（3）肝性脑病前期或肝性脑病患者禁用。

（4）低血容量、低钾或低钠血症患者禁用。

（5）严重排尿困难（如前列腺肥大）患者禁用（尿量增多可导致尿潴留和膀胱扩张）。

7. 注意事项

（1）使用本品者应定期检查电解质（特别是血钾）、血糖、尿酸、肌酐、血脂等。

（2）本品开始治疗前排尿障碍必须被纠正，特别对老年患者。治疗刚开始时要仔细观察电解质失衡、血容量的不足和血液浓缩的有关症状。

（3）肝硬化腹水患者应用本品进行利尿时，应住院进行治疗，这些患者如利尿过快，可造成严重的电解质紊乱和肝性脑病。

（4）本品与醛固酮拮抗剂或与保钾药物一起使用可防止低钾血症和代谢性碱中毒。

（5）前列腺肥大的患者排尿困难，使用本品尿量增多可导致尿潴留和膀胱扩张。

（6）在刚开始用本品治疗或由其他药物转为使用本品治疗或开始一种新的辅助药物治疗时，个别患者警觉状态受到影响（如在驾驶车辆或操作机器时）。

（7）本品必须缓慢静脉注射。本品不应与其他药物混合后静脉注射，但可根据需要用生理盐水或 5% 葡萄糖溶液稀释。

（8）如需长期用药建议尽早从静脉给药转为口服用药，静脉给药疗程限于 1 周。

（9）FDA 对本药的妊娠安全性分级为 B 级。

8. 药物相互作用

（1）本品引起的低钾可加重强心苷类的不良反应。

（2）本品可加强皮质类固醇和轻泻剂的钾消耗作用。

（3）非甾体类抗炎药（如消炎痛）和丙磺舒可降低本品的利尿和降压作用。

（4）本品可加强抗高血压药物的作用。

（5）本品连续用药或开始与一种血管紧张素转化酶抑制剂合并用药可能会使血压过度降低。

（6）本品可降低抗糖尿病药物的作用。

（7）在大剂量使用时可能会加重氨基糖苷类抗生素（如卡那霉素、庆大霉素、妥布霉素）、顺铂类制剂和头孢类的耳毒性与肾毒性。

（8）本品可加强箭毒样肌松药和茶碱类药物的作用。

（9）本品可减弱去甲肾上腺素和肾上腺素的作用。

（10）当患者使用大剂量水杨酸盐类时本品可增加水杨酸盐类的毒性。

9. 规格　片剂：2.5mg；5mg；10mg；20mg。胶囊剂：10mg。注射液：1mL：10mg；2mL：20mg；5mL：50mg。注射用托拉塞米：10mg；20mg。

第二节　中效能利尿药

一、氢氯噻嗪（Hydrochlorothiazide）

1. 其他名称　双氢氯噻嗪、氢氯苯噻、双氢氯散疾、双氢氯消疾、双氢氯消、双氢克尿噻。

2. 药理作用

（1）对水、电解质排泄的影响

1）利尿作用：尿钠、钾、氯、磷和镁等离子排泄增加，而尿钙排泄减少。本类药物作用机制主要抑制远端小管前段和近端小管（作用较轻）对氯化钠的重吸收，从而增加远端小管和集合管的 Na^+–K^+ 交换，K^+ 分泌增多。本类药物都能不同程度地抑制碳酸酐酶活性，故能解释其对近端小管的作用。本类药还能抑制磷酸二酯酶活性，减少肾小管对脂肪酸的摄取和线粒体氧耗，从而抑制肾小管对 Na^+、Cl^- 的主动重吸收。

2）降压作用：除利尿排钠作用外，可能还有肾外作用机制参与降压，可能是增加胃肠道对 Na^+ 的排泄。

（2）对肾血流动力学和肾小球滤过功能的影响：由于肾小管对水、Na^+ 重吸收减少，肾小管内压力升高，以及流经远曲小管的水和 Na^+ 增多，刺激致密斑通过管–球反射，使肾内肾素、血管紧张素分泌增加，引起肾血管收缩，肾血流量下降，肾小球入球和出球小动脉收缩，肾小球滤过率也下降。肾血流量和肾小球滤过率下降，以及对亨氏袢无作用，是本类药物利尿作用远不如袢利尿药的主要原因。

3. 适应证

（1）用于水肿性疾病（如充血性心力衰竭、肝硬化、肾病综合征、急慢性肾炎、慢性肾衰竭早期、肾上腺皮质激素和雌激素治疗所致的钠、水潴留），可排泄体内过多的钠和水，减少细胞外液容量，消除水肿。

（2）用于原发性高血压，可单独应用于轻度高血压，或作为基础降压药与其他降压药配合使用。

（3）用于中枢性或肾性尿崩症。

（4）用于肾石症，主要预防含钙盐成分形成的结石。

4. 用法用量　口服给药。

（1）成人

1）水肿性疾病：①一般用量：一日 25～100mg，分 1～3 次服用，需要时可增至一日 100～200mg，分 2～3 次服用。为预防电解质紊乱及血容量骤降，宜从小剂量（一日 12.5～25mg）开始，以后根据利尿情况逐步加量。近年多主张间歇用药，即隔日用药或每周 1～2 次用药，或连续服用 3～4 日，停药 3～4 日，以减少不良反应。②心源性水肿：开始用小剂量，一日 12.5～25mg，以免因盐及水分排泄过快而引起循环障碍或其他症状；同时注意调整洋地黄用量，以免钾的丢失而导致洋地黄中毒。

2）高血压：单用本品时，一日 25 ~ 100mg，分 1 ~ 2 次服用，并按降压效果调整剂量；与其他抗高血压药合用时，一次 10mg，一日 1 ~ 2 次。

老年人可从一次 12.5mg，一日 1 次开始，并按降压效果调整剂量。

（2）儿童：一日 1 ~ 2mg/kg 或 30 ~ 60mg/m²，分 1 ~ 2 次服用，并按疗效调整剂量。小于 6 个月的婴儿剂量可达一日 3mg/kg。

5. 不良反应　大多不良反应与剂量和疗程有关。

（1）水、电解质紊乱：较为常见。①低钾血症：较易发生，与噻嗪类利尿药排钾作用有关，长期缺钾可损伤肾小管，严重失钾可引起肾小管上皮的空泡变化，以及引起严重快速性心律失常等。②低氯性碱中毒或低氯低钾性碱中毒：噻嗪类特别是氢氯噻嗪常明显增加氯化物的排泄。③低钠血症：亦不罕见，导致中枢神经系统症状及加重肾损害。④脱水造成血容量和肾血流量减少亦可引起肾小球滤过率降低。上述水、电解质紊乱的临床常见反应有口干、烦渴、肌肉痉挛、恶心、呕吐和极度疲乏无力等。

（2）高糖血症：本药可使糖耐量降低，血糖升高，此可能与抑制胰岛素释放有关。

（3）高尿酸血症：干扰肾小管排泄尿酸，少数可诱发痛风发作。由于通常无关节疼痛，故高尿酸血症易被忽视。

（4）过敏反应：如皮疹、荨麻疹等，但较为少见。

（5）血白细胞减少或缺乏症、血小板减少性紫癜等亦少见。

（6）其他：如胆囊炎、胰腺炎、性功能减退、光敏感、色觉障碍等，但较罕见。

6. 禁忌　对本品、磺胺类药物过敏者禁用。

7. 注意事项

（1）交叉过敏：与磺胺类药物、呋塞米、布美他尼、碳酸酐酶抑制剂有交叉过敏反应。

（2）对诊断的干扰：可致糖耐量降低，血糖、尿糖、血胆红素、血钙、血尿酸、血胆固醇、甘油三酯、低密度脂蛋白浓度升高，血镁、钾、钠及尿钙降低。

（3）应从最小有效剂量开始用药，以减少副作用的发生，减少反射性肾素和醛固酮分泌。

（4）有低钾血症倾向的患者，应酌情补钾或与保钾利尿药合用。

（5）随访检查：①血电解质。②血糖。③血尿酸。④血肌酐、尿素氮。⑤血压。

（6）下列情况应慎用：①无尿或严重肾功能减退者（因本类药效果差，应用大剂量时可致药物蓄积，毒性增加）。②糖尿病患者。③高尿酸血症或有痛风病史者。④严重肝功能损害者（因本品可导致水、电解质紊乱，从而诱发肝性脑病）。⑤高钙血症患者。⑥低钠血症患者。⑦红斑狼疮患者（因本品可加重病情或诱发狼疮活动）。⑧胰腺炎患者。⑨交感神经切除者（因本品可致降压作用加强）。⑩有黄疸的婴儿。⑪孕妇及哺乳期妇女。FDA 对本药的妊娠安全性分级为 B 级，如用于妊娠高血压患者为 D 级。

8. 药物相互作用

（1）肾上腺皮质激素、促肾上腺皮质激素，雌激素、两性霉素 B（静脉用药）能降低本药的利尿作用，增加发生电解质紊乱的机会，尤其是低钾血症。

（2）非甾体类消炎镇痛药尤其是吲哚美辛，能降低本药的利尿作用，与前者抑制前列腺素合成有关。

（3）与拟交感胺类药物合用，利尿作用减弱。

（4）考来烯胺能减少胃肠道对本药的吸收，故应在口服考来烯胺 1 小时前或 4 小时后服用本药。

（5）与多巴胺合用，利尿作用加强。

（6）与降压药合用时，利尿、降压作用均加强。

（7）与抗痛风药合用时，后者应调整剂量。

（8）使抗凝药作用减弱，主要是由于利尿后机体血浆容量下降，血中凝血因子水平升高，加上利尿使肝脏血液供应改善，合成凝血因子增多。

（9）降低降糖药的作用。

（10）洋地黄类药物、胺碘酮等与本药合用时，应慎防因低钾血症引起的副作用。

（11）与锂制剂合用，因本药可减少肾脏对锂的清除，增加锂的肾毒性。

（12）乌洛托品与本药合用，其转化为甲醛受抑制，疗效下降。

（13）增强非去极化肌松药的作用，与血钾下降有关。

（14）与碳酸氢钠合用，发生低氯性碱中毒机会增加。

9. 规格 片剂：10mg；25mg；50mg。

二、吲哒帕胺（Indapamide）

1. 其他名称 长效降压片、磺胺酰胺吲哚、钠催离、寿比山、吲哒胺、吲达胺、吲满胺、吲满速尿、茚磺苯酰胺、吲满帕胺。

2. 药理作用 是一种磺胺类利尿剂，通过抑制远端肾小管皮质稀释段的再吸收水与电解质而发挥作用。降压作用未明，其利尿作用不能解释降压作用，因降压作用出现的剂量远小于利尿作用的剂量，可能的机制包括以下几个方面：调节血管平滑肌细胞的钙内流；刺激前列腺素 PGE_2 和前列腺素 PGI_2 的合成；减低血管对血管加压胺的超敏感性，从而抑制血管收缩。本品降压时对心排血量、心率及心律影响小或无。长期用本品很少影响肾小球滤过率或肾血流量。本药不影响血脂及碳水化合物的代谢。

3. 适应证

（1）用于治疗高血压：对轻、中度原发性高血压效果良好，可单独服用，也可与其他降压药合用。

（2）治疗充血性心力衰竭时的水钠潴留。

4. 用法用量 口服给药。

（1）高血压：①片剂、胶囊剂：一次 2.5mg，一日 1 次，早晨服用。一日不应超过 2.5mg。维持量为一次 2.5mg，隔日 1 次。②缓释片：一次 1.5mg，一日 1 次。

（2）水钠潴留：一次 2.5mg，一日 1 次。可在 1 周后增至一次 5mg，一日 1 次。

老年人用量酌减。高尿酸血症患者服药后，痛风发作可能增加，应根据血液中尿酸含量调整给药剂量。

5. 不良反应 本品大部分不良反应为剂量依赖性。

（1）低钠血症伴低血容量引起脱水和直立性低血压。伴发的氯离子缺失可导致继发性代偿性代谢性碱中毒，这种情况发生率很低，程度亦轻。

（2）治疗期间，血浆中尿酸和血糖增加：在痛风和糖尿病的患者中应用这些利尿剂时，必须非常慎重地考虑其适应证。

（3）血液学方面的病症，非常罕见，包括血小板减少症、白细胞减少症、粒细胞缺乏症、营养不良性贫血、溶血性贫血。

（4）高钙血症十分罕见。

（5）过敏反应主要是皮肤过敏，见于以往过敏或哮喘患者。

（6）斑丘疹、紫癜，可能加重原有的急性系统性红斑狼疮。

（7）恶心、便秘、口干、眩晕、疲乏、感觉异常、头痛等症状很少发生，而且大多随药物减量而缓解。

6. 禁忌

（1）对本品及磺胺类药过敏者禁用。

（2）严重肾功能不全者禁用。

（3）肝性脑病或严重肝功能不全者禁用。

（4）低钾血症患者禁用。

7. 注意事项

（1）为减少电解质平衡失调出现的可能，宜用较小的有效剂量，并应定期监测血钾、钠、钙及尿酸等，注意维持水与电解质平衡，尤其是老年人等高危人群，注意及时补钾。

（2）作利尿用时，最好每晨给药一次，以免夜间起床排尿。

（3）无尿或严重肾功能不全，可诱致氮质血症。

（4）糖尿病时可使糖耐量更差。

（5）痛风或高尿酸血症，此时血尿酸可进一步增高。

（6）肝功能不全，利尿后可促发肝性脑病。

（7）交感神经切除术后，此时降压作用会加强。

（8）应用本品而需做手术时，不必停用本品，但须告知麻醉医师。

（9）以下情况应慎用：①糖尿病患者。②肝功能不全者。③痛风或高尿酸血症患者。

（10）FDA 对本药的妊娠安全性分级为 B 级，如用于妊娠高血压患者为 D 级。

8. 药物相互作用

（1）本品与肾上腺皮质激素同用时利尿利钠作用减弱。

（2）本品与胺碘酮同用时由于血钾低而易致心律失常。

（3）本品与口服抗凝药同用时抗凝效应减弱。

（4）本品与非甾体抗炎镇痛药同用时本品的利钠作用减弱。

（5）本品与多巴胺同用时利尿作用增强。

（6）本品与其他种类降压药同用时降压作用增强。

（7）本品与拟交感药同用时降压作用减弱。

（8）本品与锂剂合用时可增加血锂浓度并出现过量的征象。

（9）与大剂量水杨酸盐合用时，已脱水的患者可能发生急性肾衰竭。

（10）与二甲双胍合用易出现乳酸酸中毒。

9. 规格　片剂：2.5mg。胶囊剂：2.5mg。缓释片：1.5mg。

第三节　低效能利尿药

一、螺内酯（Spironolactone）

1. 其他名称　螺内脂、螺旋内脂、螺旋内酯固醇、螺旋内酯甾醇、螺旋内酯甾酮、安体舒通。

2. 药理作用　本药结构与醛固酮相似，为醛固酮的竞争性抑制剂。作用于远曲小管和集合管，阻断 Na^+-K^+ 和 Na^+-H^+ 交换，结果 Na^+、Cl^- 和水排泄增多，K^+、Mg^{2+} 和 H^+ 排泄减少，对 Ca^{2+} 和 p^{3+} 的作用不定。由于本药仅作用于远曲小管和集合管，对肾小管其他各段无作用，故利尿作用较弱。另外，本药对肾小管以外的醛固酮靶器官也有作用。

3. 适应证

（1）与其他利尿药合用，治疗充血性水肿、肝硬化腹水、肾性水肿等水肿性疾病（其目的在于纠正上述疾病时伴发的继发性醛固酮分泌增多）。也用于特发性水肿的治疗。

（2）用于原发性醛固酮增多症的诊断和治疗。

（3）抗高血压的辅助药物。

（4）与噻嗪类利尿药合用，增强利尿效应，预防低钾血症。

4. 用法用量　口服给药。

（1）成人

1）水肿性疾病：开始时，一日 40～120mg，分 2～4 次服用，至少连服 5 日，以后酌情调整剂量。

2）高血压：开始时，一日 40～80mg，分次服用，至少用药 2 周，以后酌情调整剂量（但不宜与血管紧张素转化酶抑制剂合用，以免增加高钾血症的发生率）。

3）原发性醛固酮增多症：手术前患者，一日用量 100～400mg，分 2～4 次服用。不宜手术的患者，则选用较小剂量维持。

4）诊断原发性醛固酮增多症：长期试验，一日 400mg，分 2～4 次，连续 3～4 周。短期试验，一日 400mg，分 2～4 次服用，连续 4 日。

老年人对本品较敏感，开始用量宜偏小。

（2）儿童：用于治疗水肿性疾病，开始时，一日 1 ~ 3mg/kg 或 30 ~ 90mg/m²，单次或分 2 ~ 4 次服用，连服 5 日后酌情调整剂量。一日最大剂量为 3 ~ 9mg/kg 或 90 ~ 270mg/m²。

5. 不良反应

（1）常见者：①高钾血症：最为常见，尤其是单独用药、进食高钾饮食、与钾剂或含钾药物如青霉素钾等同用以及存在肾功能损害、少尿、无尿时；即使与噻嗪类利尿药合用，高钾血症的发生率仍可达 8.6% ~ 26%，且常以心律失常为首发表现，故用药期间必须密切随访血钾和心电图。②胃肠道反应：如恶心、呕吐、胃痉挛和腹泻；尚有报道可致消化性溃疡。

（2）少见者：①低钠血症：单独应用时少见，与其他利尿药合用时发生率增高。②抗雄激素样作用或对其他内分泌系统的影响：长期服用本药在男性可致男性乳房发育、阳痿、性功能低下，在女性可致乳房胀痛、声音变粗、毛发增多、月经失调、性机能下降。③中枢神经系统表现：长期或大剂量服用本药可发生行走不协调、头痛等。

（3）罕见者：①过敏反应：出现皮疹甚至呼吸困难。②暂时性血浆肌酐、尿素氮升高：主要与过度利尿、有效血容量不足引起肾小球滤过率下降有关。③轻度高氯性酸中毒。④肿瘤：有报道 5 例患者长期服用本药和氢氯噻嗪发生乳腺癌。

6. 禁忌

（1）高钾血症患者禁用。

（2）肾衰竭患者禁用。

7. 注意事项

（1）给药应个体化，从最小有效剂量开始使用，以减少电解质紊乱等副作用的发生。如每日服药一次，应于早晨服药，以免夜间排尿次数增多。

（2）用药前应了解患者血钾浓度，但在某些情况血钾浓度并不能代表机体内总钾量，如酸中毒时钾从细胞内转移至细胞外而易出现高钾血症，酸中毒纠正后血钾即可下降。

（3）本药起作用较慢，而维持时间较长，故首日剂量可增加至常规剂量的 2 ~ 3 倍，以后酌情调整剂量。与其他利尿药合用时，可先于其他利尿药 2 ~ 3 日服用。在已应用其他利尿药再加用本药时，其他利尿药剂量在最初 2 ~ 3 日可减量 50%，以后酌情调整剂量。在停药时，本药应先于其他利尿药 2 ~ 3 日停药。

（4）用药期间如出现高钾血症，应立即停药。

（5）应于进食时或餐后服药，以减少胃肠道反应，并可能提高本药的生物利用度。

（6）对诊断的干扰：①使荧光法测定血浆皮质醇浓度升高，故取血前 4 ~ 7 日应停用本药或改用其他测定方法。②使血浆肌酐、尿素氮（尤其是原有肾功能损害时）、肾素，血清镁、钾测定值升高。③尿钙排泄可能增多，而尿钠排泄减少。

（7）下列情况应慎用：①无尿或肾功能不全者。②肝功能不全。因本药引起电解质紊乱，可诱发肝性脑病。③低钠血症。④酸中毒。一方面酸中毒可加重或促发本药所致的高钾血症，另一方面本药可加重酸中毒。⑤乳房增大或月经失调者。⑥孕妇及哺乳期妇女。FDA 对本药的妊娠安全性分级为 C 级，如用于妊娠高血压患者为 D 级。

8. 药物相互作用

（1）肾上腺皮质激素（尤其是具有较强盐皮质激素作用者）、促肾上腺皮质激素能减弱本药的利尿作用，而拮抗本药的潴钾作用。

（2）雌激素能引起水钠潴留，从而减弱本药的利尿作用。

（3）非甾体类消炎镇痛药，尤其是吲哚美辛，能降低本药的利尿作用，且合用时肾毒性增加。

（4）拟交感神经药物可降低本药的降压作用。

（5）多巴胺可加强本药的利尿作用。

（6）与引起血压下降的药物合用，利尿和降压效果均加强。

（7）与下列药物合用时，发生高钾血症的机会增加：含钾药物、库存血、血管紧张素转化酶抑制剂、血管紧张素Ⅱ受体拮抗剂和环孢素等。

（8）与葡萄糖胰岛素液、碱剂、钠型降钾交换树脂合用，发生高钾血症的机会减少。

（9）本药可使地高辛半衰期延长。

（10）与氯化铵合用易发生代谢性酸中毒。

（11）与肾毒性药物合用，肾毒性增加。

（12）甘珀酸钠、甘草类制剂具有醛固酮样作用，可降低本药的利尿作用。

9. 规格　片剂：20mg。胶囊剂：20mg。

二、氨苯喋啶（Triamterene）

1. 其他名称　三氨蝶呤、三氨蝶啶、三氨蝶呤、氨苯蝶呤。

2. 药理作用　本品直接抑制肾脏远曲小管和集合管的 Na^+-K^+ 交换，从而使 Na^+、Cl^-、水排泄增多，而 K^+ 排泄减少。

3. 适应证

（1）主要治疗水肿性疾病，包括充血性心力衰竭、肝硬化腹水、肾病综合征等，以及肾上腺糖皮质激素治疗过程中发生的水钠潴留，主要目的在于纠正上述情况时的继发性醛固酮分泌增多，并拮抗其他利尿药的排钾作用。常因患者对氢氯噻嗪疗效不明显时加用本品。

（2）用于治疗特发性水肿。

4. 用法用量　口服给药。

（1）成人：开始时，一日 25 ~ 100mg，分 2 次服。与其他利尿药合用时，剂量应减少。维持阶段可改为隔日疗法。一日最大剂量不超过 300mg。

（2）儿童：一日 2 ~ 4mg/kg 或 120mg/m²，分 2 次服，每日或隔日服用，以后酌情调整剂量。一日最大剂量不超过 6mg/kg 或 300mg/m²。

5. 不良反应

（1）常见的主要是高钾血症。

（2）少见的有：①胃肠道反应，如恶心、呕吐、胃痉挛和腹泻等。②低钠血症。⑧头晕、头痛。④光敏感。

（3）罕见的有：①过敏，如皮疹、呼吸困难。②血液系统损害，如粒细胞减少症甚至粒细胞缺乏症、血小板减少性紫癜、巨幼红细胞性贫血（干扰叶酸代谢）。③肾结石，有报道长期服用本药者肾结石的发生率为 1/1 500。其机理可能是由于本药及其代谢产物在尿中浓度过饱和，析出结晶并与蛋白基质结合，从而形成肾结石。

6. 禁忌

（1）高钾血症患者禁用。

（2）无尿者禁用。

（3）严重或进行性加重的肾脏疾病患者禁用。

（4）严重肝脏疾病患者禁用。

7. 注意事项

（1）给药应个体化，从最小有效剂量开始使用，以减少电解质紊乱等副作用。

（2）如一日给药 1 次，则应于早晨给药，以免夜间排尿次数增多。

（3）服药期间如发生高钾血症，应立即停药，并做相应处理。

（4）应于进食时或餐后服药，以减少胃肠道反应，并可能提高本药的生物利用度。

（5）宜逐渐停药，防止反跳性钾丢失。

（6）下列情况应慎用：①肝肾功能不全者。②糖尿病患者。③低钠血症患者。④酸中毒患者。⑤高尿酸血症或有痛风病史者。⑥肾结石或有此病史者。

（7）多数患者可出现淡黄色荧光尿，此为用药后的正常反应。

（8）FDA 对本药的妊娠安全性分级为 C 级，如用于妊娠高血压患者为 D 级。

8. 药物相互作用

（1）肾上腺皮质激素（尤其是具有较强盐皮质激素作用者）、促肾上腺皮质激素能减弱本药的利尿作用，而拮抗本药的潴钾作用。

（2）雌激素能引起水钠潴留，从而减弱本药的利尿作用。

（3）非甾体类消炎镇痛药，尤其是吲哚美辛，能降低本药的利尿作用，且合用时肾毒性增加。

（4）拟交感神经药物可降低本药的降压作用。

（5）多巴胺可加强本药的利尿作用。

（6）与引起血压下降的药物合用，利尿和降压效果均加强。

（7）与下列药物合用时，发生高钾血症的机会增加：含钾药物、库存血、血管紧张素转化酶抑制剂、血管紧张素 II 受体拮抗剂和环孢素等。

（8）与葡萄糖胰岛素液、碱剂、钠型降钾交换树脂合用，发生高钾血症的机会减少。

（9）本药可使地高辛半衰期延长。

（10）与氯化铵合用易发生代谢性酸中毒。

（11）与肾毒性药物合用，肾毒性增加。

（12）甘珀酸钠、甘草类制剂具有醛固酮样作用，可降低本药的利尿作用。

（13）因可使血尿酸升高，与噻嗪类和袢利尿剂合用时可使血尿酸进一步升高，故应与治疗痛风的药物合用。

（14）可使血糖升高，与降糖药合用时，后者剂量应适当加大。

9. 规格　片剂：50mg。

三、阿米洛利（Amiloride）

1. 其他名称　氨氯吡咪、胍酰吡嗪、氨氯吡脒、脒氯嗪、必达通。

2. 药理作用　系保钾利尿药，作用于肾脏远曲小管，阻断钠－钾交换机制，促使钠、氯排泄而减少钾和氢离子分泌。作用不依赖于醛固酮。其本身促尿钠排泄和抗高血压活性减弱，但与噻嗪类或髓袢类利尿剂合用有协同作用。

3. 适应证

（1）主要用于治疗水肿性疾病。

（2）用于难治性低钾血症的辅助治疗。

（3）用于肾上腺腺瘤或腺癌所致的原发性醛固酮增多症术前准备，或不愿手术者。

（4）用于原发性醛固酮增多症。

（5）防治低血钾型家族性周期性麻痹。

（6）配合低钠饮食，用于治疗遗传性假性醛固酮增多症。

4. 用法用量　口服，开始时一次 2.5 ~ 5mg，一日 1 次，以后酌情调整剂量。一日最大剂量为 20mg。

5. 不良反应

（1）单独使用时高钾血症较常见。

（2）本品偶可引起低钠血症、高钙血症、轻度代谢性酸中毒。

（3）胃肠道反应可有口干、恶心、呕吐、腹胀等不良反应。

（4）还可见到头痛、头晕、胸闷、性功能下降等不良反应。

（5）过敏反应主要表现为皮疹甚至呼吸困难。

6. 禁忌

（1）对本品过敏者禁用。

（2）高钾血症患者禁用。

（3）严重肾功能不全者禁用。

7. 注意事项

（1）给药应个体化，从最小有效剂量开始使用，以减少电解质紊乱等副作用。

（2）如每日给药1次，应于早晨给药，以免夜间排尿数增多。

（3）应于进食时或餐后服药，以减少胃肠道反应。

（4）服药期间如发生高钾血症，应立即停药，并做相应处理。长期应用本品应定期检查血钾、钠、氯水平。

（5）本品的利尿作用、降压作用较轻，因此较少单独应用。常在应用其他利尿药考虑保钾时，才加用本品，常与氢氯噻嗪、呋塞米等合用。由于本品不经肝脏代谢，因此，可用于肝功能损害的患者，而不至于发生药物在体内蓄积（除非肝肾同时受损，如肝肾综合征患者）。

（6）多数患者可出现淡黄色荧光尿，此为用药后的正常反应。

（7）下列情况应慎用：①少尿患者。②肾功能不全患者。③糖尿病患者。④酸中毒和低钠血症患者。

（8）FDA对本药的妊娠安全性分级为B级，如用于妊娠高血压患者为D级。

8. 药物相互作用

（1）肾上腺皮质激素（尤其是具有较强盐皮质激素作用者）、促肾上腺皮质激素能减弱本药的利尿作用，而拮抗本药的潴钾作用。

（2）雌激素能引起水钠潴留，从而减弱本药的利尿作用。

（3）非甾体类消炎镇痛药，尤其是吲哚美辛，能降低本药的利尿作用，且合用时肾毒性增加。

（4）拟交感神经药物可降低本药的降压作用。

（5）多巴胺可加强本药的利尿作用。

（6）与引起血压下降的药物合用，利尿和降压效果均加强。

（7）不宜与其他保钾利尿药或钾盐合用。与下列药物合用时，发生高钾血症的机会增加：含钾药物、库存血、血管紧张素转化酶抑制剂、血管紧张素Ⅱ受体拮抗剂和环孢素等。

（8）与葡萄糖胰岛素液、碱剂、钠型降钾交换树脂合用，发生高钾血症的机会减少。

（9）本药可使地高辛半衰期延长。

（10）与氯化铵合用易发生代谢性酸中毒。

（11）与肾毒性药物合用，肾毒性增加。

（12）甘珀酸钠、甘草类制剂具有醛固酮样作用，可降低本药的利尿作用。

9. 规格　片剂：2.5mg；5mg。

四、橼酸氢钾钠（Potassium Sodium Hydrogen Citrate）

1. 其他名称　Uralyt-U、友来特。

2. 药理作用　口服本品增加尿液pH值和枸橼酸根的排泄，减少尿液的钙离子浓度。这种由本品诱发的变化使尿液中形成结石的盐易形成结晶。所致的钙离子浓度的减少能降低尿液中能形成结石的钙盐饱和度。pH值的升高能增加尿酸和胱氨酸结石的可溶性。

3. 适应证　用于溶解尿酸结石和防止新结石的形成。作为胱氨酸结石和胱氨酸尿的维持治疗。

4. 用法用量　除另有说明，日剂量为4标准量匙（每量匙为2.5g，共10g颗粒），分3次饭后服用，早晨、中午各1量匙，晚上服2量匙。颗粒可以用水冲服。

新鲜尿液pH值必须在下列范围内：尿酸结石和促尿酸尿治疗pH6.2～6.8，胱氨酸结石pH7～8。如果pH值低于推荐范围，晚上剂量需增加半量匙；如果pH高于推荐范围，晚上需减少半量匙；如果服用前测出新鲜尿液pH值保持在推荐范围内，则可以确信已经找到恰当剂量。

尿液pH值的测量：每次服用前，从试纸中取出一条试纸，用新鲜尿液润湿，然后将润湿的试纸与比色板比较，记下pH值。将测出的pH值和服用颗粒的量匙数记录在表格上，每次就诊随身带上。本品所附试纸，不用于测定治疗胱氨酸结石患者的尿液pH值，为此，医生会建议使用一种pH值范围在

7.2 ~ 9 的特殊试纸，并使用随同此种试纸的记录表格。

5. 不良反应　偶有轻度胃肠道不适。

6. 禁忌

（1）急性或慢性肾衰竭患者，或当绝对禁用氯化钠时禁用。

（2）严重的酸碱平衡失调（碱代谢）或慢性泌尿道尿素分解菌感染患者禁用。

7. 注意事项

（1）在第一次使用该药之前应检查肾功能和血清电解质。

（2）请将药物储放在儿童接触不到的地方。

8. 药物相互作用

（1）任何细胞外钾浓度的增高都将降低心脏的糖代谢，而任何细胞外钾浓度的降低将增加心律失常的发生率。醛固酮的拮抗剂、保钾利尿剂、ACE 抑制剂、非甾体类抗炎药和外周止痛剂能够减少肾脏钾的排泄，请记住 1g 枸橼酸氢钾钠含有 0.172g 或 4.4mmol 钾。如果要求低钠饮食，请记住 1g 枸橼酸氢钾钠含有 0.1g 或 4.4mmol 钠（相当于 0.26g 氯化钠）。

（2）含有枸橼酸的药物与含铝的药物同时给药时会增加铝的吸收，如果必须使用这两种药物，两种药物的给药时间间隔至少需要 2 小时。

9. 规格　颗粒剂：100g：97.1g。

第九章 免疫系统药物

第一节 抗变态反应药

变态反应是机体对异物抗原产生的不正常免疫反应，常导致生理功能紊乱或组织损伤。一般的变态反应分为四型，即 I 型（速发型）、II 型（细胞毒型）、III 型（免疫复合物型）和 IV 型（迟发型）。目前对各型变态反应性疾病尚缺乏专一有效药物。抗变态反应治疗的主要目的，是纠正免疫失调和抑制变态反应性炎症反应。

目前，抗变态反应药通常包括三大类：抗组胺药、过敏活性物质阻释药和组胺脱敏剂。

一、抗组胺药

（一）苯海拉明（Diphenhydramine）

1. 剂型规格

片剂：12.5mg；25mg；50mg。注射剂：1mL:20mg。

2. 适应证

用于皮肤黏膜的过敏，如荨麻疹、过敏性鼻炎、皮肤瘙痒症、药疹，对虫咬症和接触性皮炎也有效。急性过敏反应，如输血或血浆所致的急性过敏反应。预防和治疗晕动病。曾用于辅助治疗帕金森病和锥体外系症状。镇静作用，术前给药。牙科麻醉。

3. 用法用量

可口服、肌注及局部外用。但不能皮下注射，因有刺激性。①口服：每日 3 ~ 4 次，饭后服，每次 25mg。②肌注：每次 20mg，每日 1 ~ 2 次，极量为 1 次 0.1g，每日 0.3g。

4. 注意事项

①服药期间不得驾驶机、车、船，从事高空作业、机械作业及操作精密仪器。②肾功能障碍患者，本品在体内半衰期延长，因此，应在医师指导下使用。③如服用过量或出现严重不良反应，应立即就医。④本品性状发生改变时禁止使用。⑤请将本品放在儿童不能接触的地方。⑥如正在使用其他药品，使用本品前请咨询医师或药师。⑦老年人、孕妇及哺乳期妇女慎用。⑧过敏体质者慎用。

5. 不良反应

①常见头晕、头昏、恶心、呕吐、食欲缺乏以及嗜睡。②偶见皮疹、粒细胞减少。

6. 禁忌证

对本品及其他乙醇胺类药物高度过敏者禁用。新生儿、早产儿禁用。重症肌无力者、闭角型青光眼、前列腺肥大患者禁用。幽门十二指肠梗阻、消化性溃疡所致的幽门狭窄、膀胱颈狭窄、甲状腺功能亢进、心血管病、高血压、下呼吸道感染（如支气管炎、气管炎、肺炎）及哮喘患者不宜使用。

7. 药物相互作用

①本品可短暂影响巴比妥类药的吸收。②与对氨基水杨酸钠同用，可降低后者血药浓度。③可增强中枢抑制药的作用，应避免合用。④单胺氧化酶抑制剂能增强本品的抗胆碱作用，使不良反应增加。⑤大剂量可降低肝素的抗凝作用。⑥可拮抗肾上腺素能神经阻滞药的作用。

（二）茶苯海明（Dimenhydrinate）

1. 剂型规格

片剂：25mg；50mg。

2. 适应证

用于防治晕动病，如晕车、晕船、晕机所致的恶心、呕吐。对妊娠、梅尼埃病、放射线治疗等引起的恶心、呕吐、眩晕也有一定效果。

3. 用法用量

口服：预防晕动病：一次50mg，于乘机、车、船前0.5～1小时服，必要时可重复一次。抗过敏：成人一次50mg，每日2～3次；小儿1～6岁，一次12.5～25mg，每日2～3次；7～12岁，一次25～50mg，每日2～3次。

4. 注意事项

①可与食物、果汁或牛奶同服，以减少对胃刺激。②服药期间不得驾驶机、车、船，从事高空作业、机械作业及操作精密仪器。③服用本品期间不得饮酒或含有酒精的饮料。不得与其他中枢神经抑制药（如一些镇静安眠药）及三环类抗抑郁药同服。④如服用过量或出现严重不良反应，应立即就医。⑤本品性状发生改变时禁止使用。⑥请将本品放在儿童不能接触的地方。⑦儿童必须在成人监护下使用。⑧如正在使用其他药品，使用本品前请咨询医师或药师。⑨老年人慎用。⑩过敏体质者慎用。

5. 不良反应

①大剂量服用可产生嗜睡、头晕，偶有药疹发生。②长期使用可能引起造血系统的疾病。

6. 禁忌证

新生儿、早产儿禁用。对本品及辅料、苯海拉明、茶碱过敏者禁用。

7. 药物相互作用

①对乙醇、中枢抑制药、三环类抗抑郁药的药效有促进作用。②能短暂地影响巴比妥类和磺胺醋酰钠等的吸收。③与对氨基水杨酸钠同用时，后者的血药浓度降低。

（三）马来酸氯苯那敏（Chlorphenamine Maleate）

1. 剂型规格

片剂：4mg。注射剂：1mL：10mg；2mL：20mg。

2. 适应证

本品适用于皮肤过敏症：荨麻疹、湿疹、皮炎、药疹、皮肤瘙痒症、神经性皮炎、虫咬症、日光性皮炎。也可用于过敏性鼻炎、血管舒缩性鼻炎、药物及食物过敏。

3. 用法用量

成人：①口服，一次4～8mg，每日3次。②肌内注射，一次5～20mg。

4. 注意事项

①老年患者酌减量。②可与食物、水或牛奶同服，以减少对胃刺激。③婴幼儿、孕妇、闭角型青光眼、膀胱颈部或幽门十二指肠梗阻、消化性溃疡致幽门狭窄者、心血管疾病患者及肝功能不良者慎用。④孕妇及哺乳期妇女慎用。

5. 不良反应

①有嗜睡、疲劳、口干、咽干、咽痛，少见有皮肤瘀斑及出血倾向、胸闷、心悸。②少数患者出现药疹。③个别患者有烦躁、失眠等中枢兴奋症状，甚至可能诱发癫痫。

6. 禁忌证

新生儿、早产儿、癫痫患者、接受单胺氧化酶抑制剂治疗者禁用。

7. 药物相互作用

①与中枢神经抑制药并用，可加强本品的中枢抑制作用。②可增强金刚烷胺、氟哌啶醇、抗胆碱药、三环类抗抑郁药、吩噻嗪类以及拟交感神经药的药效。③与奎尼丁合用，可增强本品抗胆碱作用。④能增加氯喹的吸收和药效。⑤可抑制代谢苯妥英的肝微粒体酶，合用可引起苯妥英的蓄积中毒。⑥本品不宜与阿托品、哌替啶等药合用，亦不宜与氨茶碱作混合注射。⑦可拮抗普萘洛尔的作用。

（四）盐酸异丙嗪（*Promethazine Hydrochloride*）

1. 剂型规格

片剂：12.5mg；25mg。注射剂：2mL：50mg。

2. 适应证

皮肤黏膜的过敏：适用于长期的、季节性的过敏性鼻炎，血管运动性鼻炎，过敏性结膜炎，荨麻疹，血管神经性水肿，对血液或血浆制品的过敏反应，皮肤划痕症。晕动病：防治晕车、晕船、晕飞机。用于麻醉和手术前后的辅助治疗，包括镇静、催眠、镇痛、止吐。用于防治放射病性或药源性恶心、呕吐。

3. 用法用量

口服：抗过敏，一次 6.25 ~ 12.5mg，每日 1 ~ 3 次；防运动病：旅行前 1 小时服 12.5mg，必要时一日内可重复 1 ~ 2 次，儿童剂量减半；用于恶心、呕吐：一次 12.5mg，必要时每 4 ~ 6 小时 1 次；用于镇静、安眠：一次 12.5mg，睡前服，1 ~ 5 岁儿童，6.25mg；6 ~ 10 岁儿童，6.25 ~ 12.5mg。肌内注射：一次 25 ~ 50mg，必要时 2 ~ 4 小时重复。

4. 注意事项

①孕妇在临产前 1 ~ 2 周应停用此药。②老年人慎用。③闭角型青光眼及前列腺肥大者慎用。

5. 不良反应

异丙嗪属吩噻嗪类衍生物，小剂量时无明显不良反应，但大量和长时间应用时可出现吩噻嗪类常见的不良反应。①较常见的有嗜睡；较少见的有视力模糊或色盲（轻度），头晕目眩、口鼻咽干燥、耳鸣、皮疹、胃痛或胃部不适感、反应迟钝（儿童多见）、晕倒感（低血压）、恶心或呕吐（进行外科手术和/或并用其他药物时），甚至出现黄疸。②增加皮肤对光的敏感性，多噩梦，易兴奋，易激动，幻觉，中毒性谵妄，儿童易发生锥体外系反应。上述反应发生率不高。③心血管的不良反应很少见，可见血压增高，偶见血压轻度降低。白细胞减少、粒细胞减少症及再生不良性贫血则属少见。

6. 禁忌证

新生儿、早产儿禁用。对本品及辅料、吩噻嗪过敏者禁用。

7. 药物相互作用

①对诊断的干扰：葡萄糖耐量试验中可显示葡萄糖耐量增加。可干扰尿妊娠免疫试验，结果呈假阳性或假阴性。②乙醇或其他中枢神经抑制剂，特别是麻醉药、巴比妥类、单胺氧化酶抑制剂或三环类抗抑郁药与本品同用时，可增加异丙嗪或（和）这些药物的效应，用量要另行调整。③抗胆碱类药物，尤其是阿托品类和异丙嗪同用时。后者的抗毒蕈碱样效应增加。④溴苄铵、胍乙啶等降压药与异丙嗪同时用时，前者的降压效应增强。肾上腺素与异丙嗪同用时肾上腺素的 α 作用可被阻断，使 β 作用占优势。⑤顺铂、巴龙霉素及其他氨基糖苷类抗生素、水杨酸制剂和万古霉素等耳毒性药与异丙嗪同用时，其耳毒性症状可被掩盖。⑥不宜与氨茶碱混合注射。

8. 药物过量

药物过量时表现：手脚动作笨拙或行动古怪，严重时困倦或面色潮红、发热，气急或呼吸困难，心率加快（抗毒蕈碱 M 受体效应），肌肉痉挛，尤其好发于颈部和背部的肌肉。坐卧不宁，步履艰难，头面部肌肉痉挛性抽动或双手震颤（后者属锥体外系的效应）。防治措施：解救时可对症注射地西泮（安定）和毒扁豆碱；必要时给予吸氧和静脉输液。

（五）氯雷他定（Loratadine）

1. 剂型规格

片剂：10mg。糖浆剂：10mL：10mg。

2. 适应证

用于缓解过敏性鼻炎有关的症状，如喷嚏、流涕、鼻痒、鼻塞以及眼部痒及烧灼感。口服药物后，鼻和眼部症状及体征得以迅速缓解。亦适用于缓解慢性荨麻疹、瘙痒性皮肤病及其他过敏性皮肤病的症状及体征。

3. 用法用量

口服：①成人及 12 岁以上儿童：一次 10mg，每日 1 次。② 2～12 岁儿童：体重 >30kg：一次 10mg，每日 1 次。体重 ≤ 30 kg：一次 5mg，每日 1 次。

4. 注意事项

①肝功能不全的患者应减低剂量。②老年患者不减量。③妊娠期及哺乳期妇女慎用。④ 2 岁以下儿童服用的安全性及疗效尚未确定，故使用应谨慎。

5. 不良反应

在每天 10mg 的推荐剂量下，本品未见明显的镇静作用。常见不良反应有乏力、头痛、嗜睡、口干、胃肠道不适包括恶心、胃炎以及皮疹等。罕见不良反应有脱发、变态反应、肝功能异常、心动过速及心悸等。

6. 禁忌证

对本品及辅料过敏者禁用。

7. 药物相互作用

①同时服用酮康唑、大环内酯类抗生素、西咪替丁、茶碱等药物，会提高氯雷他定在血浆中的浓度，应慎用。其他已知能抑制肝脏代谢的药物，在未明确与氯雷他定相互作用前应谨慎合用。②如与其他药物同时使用可能会发生药物相互作用，详情请咨询医师或药师。

8. 药物过量

药物过量时表现：成年人过量服用本品（40～180mg）可发生嗜睡、心律失常、头痛。防治措施：①一旦发生以上症状，立即给予对症和支持疗法。②治疗措施包括催吐，随后给予药用炭吸附未被吸收的药物，如果催吐不成功，则用生理盐水洗胃，进行导泻以稀释肠道内的药物浓度。③血透不能清除氯雷他定，还未确定腹膜透析能否清除本品。

（六）特非那定（Terfenadine）

1. 剂型规格

片剂：60mg。

2. 适应证

①过敏性鼻炎。②荨麻疹。③各种过敏性瘙痒性皮肤疾患。

3. 用法用量

①成人及 12 岁以上儿童：口服，一次 30～60mg，每日 2 次。② 6～12 岁儿童，一次 30mg，每日 2 次，或遵医嘱。

4. 注意事项

①本品必须在医生处方下方可使用，与其他药物合用时须征得医生同意。②因本品有潜在的心脏不良反应，不可盲目加大剂量。③有心脏病及电解质异常（如低钙、低钾、低镁）及甲状腺功能低下的患者慎用。④服用某些抗心律失常药及精神类药物的患者慎用。⑤司机及机器操作者慎用。⑥孕妇及哺乳期妇女慎用。

5. 不良反应

①心血管系统：根据国外文献报道罕见有下列不良反应发生。如：QT 间期延长、尖端扭转性室性心动过速、心室颤动及其他室性心律失常、心脏停搏、低血压、心房扑动、晕厥、眩晕等，以上反应多数由于超剂量服用及药物相互作用引起。②胃肠系统：如胃部不适，恶心、呕吐、食欲增加、大便习惯

改变。③其他：如口干、鼻干、咽干、咽痛、咳嗽、皮肤潮红、瘙痒、皮疹、头痛、头晕、疲乏等。

6. 禁忌证

对本品及辅料过敏者禁用。

7. 药物相互作用

①本品不能与各种抗心律失常药物同用，以免引起心律失常。②酮康唑和伊曲康唑可抑制本品代谢，使药物在体内蓄积而引起尖端扭转型心律失常。其他咪唑类药物如咪康唑、氟康唑以及甲硝唑、克拉霉素和竹桃霉素等也有类似作用，严重时可致死亡。

8. 药物过量

药物过量时表现：一般症状轻微，如头痛、恶心、精神错乱等，严重者曾见室性心律失常。防治措施：①心脏监测至少 24 小时。②采取常规措施消除吸收的药物。③血透不能有效清除血中的酸性代谢产物。④急性期后对症和支持治疗。

（七）盐酸非索非那定（Fexofenadine）

1. 剂型规格

片（胶囊）剂：60mg。

2. 适应证

①用于过敏性鼻炎、过敏性结膜炎。②慢性特发性荨麻疹。

3. 用法用量

一次 60mg，每日 2 次，或 120mg 每日 1 次。

4. 注意事项

肝功能不全者不需减量，肾功能不全的患者剂量需减半。

5. 不良反应

主要不良反应是头痛、消化不良、疲乏、恶心以及咽部刺激感等。

6. 禁忌证

对本品及辅料、特非那定过敏者禁用。

7. 药物相互作用

本品与红霉素或酮康唑合并使用时，会使非索非那定的血药浓度增加 2 ～ 3 倍，但对红霉素和酮康唑的药动学没有影响。

8. 药物过量

药物过量时表现：有报道在超剂量使用本品时出现头昏眼花、困倦和口干。防治措施：①当发生药物过量时，应考虑采取标准治疗措施去除未吸收的活性物质。②建议进行对症及支持治疗。③血液透析不能有效地清除血液中的非索非那定。

二、过敏活性物质阻释药

赛庚啶（Cyproheptadine）

（一）剂型规格

片剂：2mg。

（二）适应证

①用于荨麻疹、血管性水肿、过敏性鼻炎、过敏性结膜炎、其他过敏性瘙痒性皮肤病。②曾用于库欣综合征、肢端肥大症等的辅助治疗，目前已较少应用。③国外有报道可作为食欲刺激剂，用于神经性厌食。

（三）用法用量

口服：①成人：一次 2 ～ 4mg，每日 2 ～ 3 次。②儿童：六岁以下每次剂量不超过 1mg，六岁以上同成人。

（四）注意事项

①服药期间不得飞机、汽车、轮船，从事高空作业、机械作业及操作精密仪器。②服用本品期间不

得饮酒或含有酒精的饮料。③儿童用量请咨询医师或药师。④如服用过量或出现严重不良反应，应立即就医。⑤本品性状发生改变时禁止使用。⑥请将本品放在儿童不能接触的地方。⑦儿童必须在成人监护下使用。⑧如正在使用其他药品，使用本品前请咨询医师或药师。⑨过敏体质者慎用。⑩老年人及 2 岁以下小儿慎用。

（五）不良反应

嗜睡、口干、乏力、头晕、恶心等。

（六）禁忌证

①孕妇、哺乳期妇女禁用。②青光眼、尿潴留和幽门梗阻患者禁用。③对本品过敏者禁用。

（七）药物相互作用

①不宜与乙醇合用，可增加其镇静作用。②不宜与中枢神经系统抑制药合用。③与吩噻嗪药物（如氯丙嗪等）合用可增加室性心律失常的危险性，严重者可致尖端扭转型心律失常。④如与其他药物同时使用可能会发生药物相互作用，详情请咨询医师或药师。

三、组胺脱敏剂

磷酸组胺（Histamine Phosphate）

（一）剂型规格

注射剂：1mL：1mg；1mL：0.5mg；5mL：0.2mg。

（二）适应证

①主要用于胃液分泌功能的检查，以鉴别恶性贫血的绝对胃酸缺乏和胃癌的相对缺乏。②用于麻风病的辅助诊断。③组胺脱敏。

（三）用法用量

①空腹时皮内注射，一次 0.25 ~ 0.5mg。每隔 10 分钟抽 1 次胃液化验。②用 1：1000 的磷酸组胺作皮内注射，一次 0.25 ~ 0.5mg，观察有无完整的三联反应，用于麻风病的辅助诊断。③组胺脱敏维持量：皮下注射，每周两次，每次 0.5mL。

（四）注意事项

本品注射可能发生过敏反应，发生后可用肾上腺素解救。

（五）不良反应

过量注射后可能出现面色潮红、心率加快、血压下降、支气管痉挛、呼吸困难、头痛、视觉障碍、呕吐和腹泻等不良反应，还可能出现过敏性休克。

（六）禁忌证

禁用于孕妇、支气管哮喘及有过敏史的患者。

第二节 免疫抑制药

免疫抑制药是最早用于临床的免疫调节药。1962 年，硫唑嘌呤和肾上腺皮质激素联合应用防治器官移植的排异反应。随着对自身免疫性疾病发病机制认识的深化，免疫抑制药也试用于治疗自身免疫性疾病。近年来，他克莫司、西罗莫司等新药的研制成功，使免疫抑制药的研究步入了新的阶段。

一、常用的免疫抑制药

常用的免疫抑制药可分为如下六类。

（1）糖皮质激素类：如泼尼松、甲泼尼龙等。

（2）神经钙蛋白抑制剂：如环孢素、他克莫司、西罗莫司、霉酚酸酯等。

（3）抗增殖与抗代谢类：如硫唑嘌呤、环磷酰胺、甲氨蝶呤等。

（4）抗体类：如抗淋巴细胞球蛋白等。

（5）抗生素类：如雷帕霉素等。

（6）中药类：如雷公藤总苷等。

二、免疫抑制药的临床应用

防治器官移植的排异反应：免疫抑制药可用于肾、肝、心、肺、角膜和骨髓等组织器官的移植手术，以防止排异反应，并需要长期用药。常用环孢素和雷公藤总苷，也可将硫唑嘌呤或环磷酰胺与糖皮质激素联合应用。当发生明显排异反应时，可在短期内大剂量使用，控制后即减量维持，以防用药过量产生毒性反应。

治疗自身免疫性疾病免疫抑制药：可用于自身免疫溶血性贫血、特发性血小板减少性紫癜、肾病性慢性肾炎、类风湿关节炎、系统性红斑狼疮、结节性动脉周围炎等，首选糖皮质激素类。对糖皮质激素类药物耐受的病例，可加用或改用其他免疫抑制药。免疫抑制药的联合应用可提高疗效，减轻毒性反应。但该类药物只能缓解自身免疫性疾病的症状，而无根治作用，而且因毒性较大，长期应用易导致严重不良反应，包括诱发感染、恶性肿瘤等。

（一）神经钙蛋白抑制剂

神经钙蛋白（钙调磷酸酶）抑制剂作用于 T 细胞活化过程中细胞信号转导通路，起到抑制神经钙蛋白作用，是目前临床最有效的免疫抑制药。

1. 环孢素

环孢素（环孢素 A，CsA）是从真菌的代谢产物中分离的中性多肽。1972 年发现其抗菌作用微弱，但有免疫抑制作用。1978 年始用于临床防治排异反应并获得满意效果。因其毒性较小，是目前较受重视的免疫抑制药之一。

（1）体内过程：本药溶于橄榄油中可以肌内注射。口服吸收慢且不完全，口服吸收率为 20% ~ 50%，首关消除可达 27%。单次口服后 3 ~ 4h 血药浓度达峰值。在血中约 50% 被红细胞摄取，4% ~ 9% 与淋巴细胞结合，约 30% 与血浆脂蛋白和其他蛋白质结合，血浆中游离药物仅占 5% 左右。$t_{1/2}$ 为 14 ~ 17h。大部分经肝代谢自胆汁排出，0.1% 药物以原形经尿排出。

（2）药理作用与机制：选择性抑制细胞免疫和胸腺依赖性抗原的体液免疫。环孢素主要选择性抑制 T 细胞活化，使 T_H 细胞明显减少并降低 T_H 与 T_S 的比例。对 B 细胞的抑制作用弱，对巨噬细胞的抑制作用不明显，对自然杀伤（NK）细胞活力无明显抑制作用，但可间接通过干扰素的产生而影响 NK 细胞的活力。其机制主要是抑制神经钙蛋白，阻止了细胞质 T 细胞激活核因子（NFAT）的去磷酸化，妨碍了信息传导，而抑制 T 细胞活化及 IL-2、IL-3、IL-4、TNFα、IINFγ 等细胞因子的基因表达。此外，环孢素还可增加 T 细胞内转运生长因子（TGFβ）的表达，TGFβ 对 IL-2 诱导 T 细胞增殖有强大的抑制作用，也能抑制抗原特异性的细胞毒 T 细胞产生。

（3）临床应用：环孢素主要用于器官移植排异反应和某些自身免疫性疾病。①器官移植主要用于同种异体器官移植或骨髓移植的排异反应或移植物抗宿主反应，常单独应用，新的治疗方案则主张环孢素与小剂量糖皮质激素联合应用。临床研究表明，环孢素可使器官移植后的排异反应与感染发生率降低，存活率增加。②自身免疫性疾病用于治疗大疱性天疱疮及类天疱疮，能改善皮肤损害，使自身抗体水平降低。还可局部用药，治疗接触性过敏性皮炎、银屑病。

（4）不良反应：环孢素的不良反应发生率较高，其严重程度与用药剂量、用药时间及血药浓度有关，多具可逆性。

肾毒性是该药最常见的不良反应，用药时应控制剂量，并密切监测肾脏功能，若血清肌酐水平超过用药前 30%，应减量或停用。避免与有肾毒性药物合用，用药期间应避免食用高钾食物、高钾药品及保钾利尿药。严重肾功能损害、未控制高血压者禁用或慎用。

肝损害多见于用药早期，表现为高胆红素血症，转氨酶、乳酸脱氢酶、碱性磷酸酶升高。大部分肝毒性病例在减少剂量后可缓解。应用时注意定期检查肝脏功能，严重肝功能损害者禁用或慎用。

神经系统毒性在器官移植或长期用药时发生，表现为震颤、惊厥、癫痫发作、神经痛、瘫痪、精神错乱、共济失调、昏迷等，减量或停用后可缓解。

诱发肿瘤：有报道器官移植患者使用该药后，肿瘤发生率可高于一般人群 30 倍。用于治疗自身免疫性疾病时，肿瘤发生率也明显增高。

继发感染：长期用药可引起病毒感染、肺孢子虫属感染或真菌感染，病死率高。治疗中如出现上述感染应及时停药，并进行有效的抗感染治疗。感染未控制患者禁用。

其他如胃肠道反应、变态反应、多毛症、牙龈增生、嗜睡、乏力、高血压、闭经等。对本品过敏者、孕妇和哺乳期妇女禁用。

（5）药物相互作用：下列药物可影响本品血药浓度，应避免联合应用，若必须使用，应严密监测环孢素血药浓度并调整其剂量。

增加环孢素血药浓度的药物：大环内酯类抗生素、多西环素、酮康唑、口服避孕药、钙拮抗剂、大剂量甲泼尼龙等。

降低环孢素血药浓度的药物：苯巴比妥、苯妥英、安乃近、利福平、异烟肼、卡马西平、萘夫西林、甲氧苄啶及静脉给药的磺胺异二甲嘧啶等。

2. 他克莫司

他克莫司（FK506）是一种强效免疫抑制药，由日本学者于 1984 年从筑波山土壤链霉菌属分离而得。

（1）体内过程：FK506 口服吸收快，$t_{1/2}$ 为 5 ～ 8h，有效血药浓度可持续 12h。在体内经肝细胞色素 $P_{450}3A4$ 异构酶代谢后，由肠道排泄。

（2）药理作用与机制：①抑制淋巴细胞增殖作用于细胞 G_0 期，抑制不同刺激所致的淋巴细胞增殖，包括刀豆素 A、T 细胞受体的单克隆抗体、CD_3 复合体或其他细胞表面受体诱导的淋巴细胞增殖等，但对 IL-2 刺激引起的淋巴细胞增殖无抑制作用。②抑制 Ca^{2+} 依赖性 T、B 淋巴细胞的活化。③抑制 T 细胞依赖的 B 细胞产生免疫球蛋白的能力。④预防和治疗器官移植时的免疫排异反应，能延长移植器官生存时间，具有良好的抗排异作用。

（3）临床应用：①肝脏移植 FK506 对肝脏有较强的亲和力，并可促进肝细胞的再生和修复，用于原发性肝脏移植及肝脏移植挽救性病例，疗效显著。使用本品的患者，急性排异反应的发生率和再次移植率降低，糖皮质激素的用量可减少。②其他器官移植本品在肾脏移植和骨髓移植方面有较好疗效。

（4）不良反应：静脉注射常发生神经毒性，轻者表现头痛、震颤、失眠、畏光、感觉迟钝等，重者可出现运动不能、缄默症、癫痫发作、脑病等，大多在减量或停用后消失。可直接或间接地影响肾小球滤过率，诱发急性或慢性肾毒性。对胰岛 B 细胞具有毒性作用，可导致高血糖。大剂量应用时可致生殖系统毒性。

（二）抗增殖与抗代谢类

1. 硫唑嘌呤

硫唑嘌呤（IMURAN）为 6- 巯基嘌呤的衍生物，属于嘌呤类抗代谢药。硫唑嘌呤通过干扰嘌呤代谢的各环节，抑制嘌呤核苷酸合成，进而抑制细胞 DNA、RNA 及蛋白质合成，发挥抑制 T、B 淋巴细胞及 NK 细胞的效应，故能同时抑制细胞免疫和体液免疫反应，但不抑制巨噬细胞的吞噬功能。主要用于肾移植排异反应和类风湿关节炎、系统性红斑狼疮等多种自身免疫性疾病的治疗。用药时应注意监测血象和肝功能。

2. 环磷酰胺

环磷酰胺(CTX)不仅杀伤增殖期淋巴细胞，而且影响静止期细胞，故能使循环中的淋巴细胞数目减少。B 细胞较 T 细胞对该药更为敏感。明显降低 NK 细胞活性，从而抑制初次和再次体液与细胞免疫反应。临床常用于防止排异反应与移植物抗宿主反应，以及长期应用糖皮质激素不能缓解的多种自身免疫性疾病。不良反应有骨髓抑制、胃肠道反应、出血性膀胱炎和脱发等。

3. 甲氨蝶呤

甲氨蝶呤（MTX）为抗叶酸类抗代谢药，主要用于治疗自身免疫性疾病。

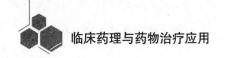

（三）抗体

抗胸腺细胞球蛋白（ATG）在血清补体的参与下，对 T、B 细胞有破坏作用，但对 T 细胞的作用较强。可非特异性抑制细胞免疫反应（如迟发型超敏反应、移植排异反应等），也可抑制抗体形成（限于胸腺依赖性抗原），还可以结合到淋巴细胞表面，抑制淋巴细胞对抗原的识别能力。能有效抑制各种抗原引起的初次免疫应答，对再次免疫应答作用较弱。在抗原刺激前给药作用较强。

临床用于防治器官移植的排异反应，试用于治疗白血病、多发性硬化、重症肌无力、溃疡性结肠炎、类风湿关节炎、系统性红斑狼疮等疾病。

常见的不良反应有寒战、发热、血小板减少、关节疼痛和血栓性静脉炎等，静脉注射可引起血清病及过敏性休克，还可引起血尿、蛋白尿，停药后消失。

（四）抗生素类

雷帕霉素（西罗莫司）能治疗多种器官和皮肤移植物引起的排异反应，尤其对慢性排异反应疗效明显，与环孢素有协同作用，能延长移植物的存活时间，减轻环孢素的肾毒性，提高治疗指数。雷帕霉素和他克莫司均与胞质内他克莫司结合蛋白结合，两药低剂量联合应用即可产生有效的免疫抑制作用。可引起厌食、呕吐、腹泻，严重者可出现消化性溃疡、间质性肺炎和脉管炎。联合用药和监测血药浓度是减少不良反应并发挥最大免疫抑制作用的有效措施。

（五）中药类

雷公藤总苷具有较强的免疫抑制作用，可抑制小鼠脾淋巴细胞和人外周血淋巴细胞的增殖反应、迟发型超敏反应、宿主抗移植物反应和移植物抗宿主反应，还可抑制细胞免疫和体液免疫，减少淋巴细胞数量，抑制 IL-2 生成，并有较强的抗炎作用。

临床主要用于治疗自身免疫性疾病，如类风湿关节炎、原发和继发肾病综合征、成人各型肾炎、狼疮性或紫癜性肾炎、麻风反应。对银屑病、皮肌炎、变应性血管炎、异位性皮炎、自身免疫性肝炎、自身免疫性白细胞及血小板减少等也有一定的疗效。

不良反应较多，但停药后多可恢复。约 20% 患者出现胃肠道反应，如食欲减退、恶心、呕吐、腹痛、腹泻、便秘。约 6% 患者出现白细胞减少。偶见血小板减少、皮肤黏膜反应（如口腔黏膜溃疡、眼干涩、皮肤毛囊角化、黑色素加深等）。也可导致月经紊乱、精子数日减少或活力降低等。

第三节　免疫增强药

免疫增强药能激活一种或多种免疫活性细胞，增强或提高机体免疫功能的药物。临床主要用其免疫增强作用，治疗免疫缺陷疾病、慢性感染及恶性肿瘤的辅助治疗。

一、重组人白细胞介素 -2

重组人白细胞介素 -2（白介素 2）是重要的淋巴因子，由 T 辅助细胞（Th）产生，参与免疫反应。

（一）药理作用与应用

白介素 2 为抑制性 T 细胞（Th）和细胞毒 T 细胞（Tc）分化、增殖所必需的调控因子；诱导或增强自然杀伤细胞（NK）活性；诱导激活细胞毒淋巴细胞（LAK）的分化增殖；诱导或增强细胞毒 T 细胞、单核细胞及巨噬细胞的活性；促进 B 淋巴细胞的分化、增殖和抗体分泌；具有广谱性免疫增强作用。临床用于慢性肝炎、免疫缺陷病及恶性肿瘤的辅助治疗。

（二）不良反应与用药护理

本品毒性反应多与血管的通透性有关，并随着剂量的增大而加剧，导致体液渗出而器官功能障碍，可出现尿少、体液潴留、恶心、呕吐、腹泻、呼吸困难、转氨酶升高、黄疸、低血压、心律失常、红细胞减少及凝血功能障碍。

二、干扰素

干扰素是有关细胞在病毒感染或其他诱因刺激下，产生的糖蛋白类物质。目前已能用 DNA 重组技术生产，分为人白细胞产生的 α-干扰素、人成纤维细胞产生的 β-干扰素、人 T 细胞产生的 γ-干扰素三类。

（一）体内过程

口服不吸收，必须注射给药。α-干扰素肌内注射，β-干扰素静脉给药。干扰素在肝、肾、血清分布较多，脾、肺分布较少。主要经肝代谢，少量以原形经肾排泄。

（二）药理作用

1. 广谱抗病毒作用

对所有 RNA 病毒及 DNA 病毒均有抑制作用。

2. 抗肿瘤细胞增殖作用

通过直接抑制肿瘤细胞的生长、抑制肿瘤的繁殖、抑制癌基因的表达及激活抗肿瘤免疫功能而达到抗肿瘤的目的。

3. 调节人体免疫功能

主要表现为增强免疫效应细胞的作用。

（1）调节自然杀伤细胞的杀伤活性。

（2）激活 B 细胞，促进抗体生成。

（3）激活单核巨噬细胞的吞噬功能。

（4）诱导白细胞介素、肿瘤坏死因子等细胞因子的产生。

（三）临床应用

1. 慢性乙型肝炎

可使转氨酶恢复正常，病理组织学有好转；对重型肝炎可使病情缓解，死亡率下降。

2. 恶性肿瘤

α-干扰素是治疗毛细胞白血病的首选药，对慢性白血病有较好疗效，对其他实质瘤也有一定疗效。

3. 其他疾病

可用于治疗获得性免疫缺陷综合征，β-干扰素对多发性硬化有较好疗效，γ-干扰素可用于治疗类风湿性关节炎。

（四）不良反应与用药护理

应用早期出现发热、寒战、出汗、头痛、肌痛症状，有剂量依赖性,减量或停药后症状消失；白细胞减少、血小板减少、凝血障碍等；血压异常、心律失常、心肌梗死等。间质性肺炎，表现为干咳、劳累性呼吸困难。尿蛋白增加，严重时发生肾功能不全。过敏体质、肝肾功能不良及白细胞和血小板减少者慎用。

三、卡介苗

为减毒的结核分枝杆菌活菌苗，原用于预防结核病，属于特异性免疫制剂。后来证明卡介苗能增强细胞免疫功能，刺激 T 细胞增殖，提高巨噬细胞杀伤肿瘤细胞及细菌的能力，促进白细胞介素 –1 的产生，增强 T 辅助细胞（Th）和自然杀伤细胞（NK）的功能，为非特异性免疫增强剂。用于白血病、肺癌等肿瘤的辅助治疗。不良反应少，给药部位易发红斑、硬结或溃疡；亦可产生全身寒战、发热；偶见变态反应。不良反应的大小与给药剂量、给药途径及免疫治疗次数有关。

四、胸腺素

胸腺素是从小牛或猪胸腺中提取的小分子多肽，内含胸腺生成素、胸腺体液因子、血清胸腺因子等。能促进 T 细胞分化成熟，增强 T 细胞对抗原或其他刺激的反应，同时增强白细胞、红细胞的免疫功能，并调整机体的免疫平衡。临床上主要用于细胞免疫缺陷性疾病、自身免疫性疾病、感染性疾病和晚期肿

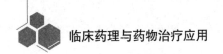

瘤的治疗。不良反应有注射部位轻度红肿，皮肤变态反应，过大剂量可产生免疫抑制。

五、转移因子

转移因子是从人白细胞、猪脾、牛脾中提取的小分子肽类物质，牛脾含量最多。其免疫调节作用无明显种属特异性。转移因子的活性成分是 T 辅助细胞的产物，可选择性结合抑制性 T 细胞（Ts）和巨噬细胞，在免疫调节中发挥作用。

（一）增强淋巴细胞对肿瘤的细胞毒作用

转移因子是 T 细胞促成剂，具有活化效应细胞，加强效应细胞对肿瘤细胞的攻击反应，抑制或破坏肿瘤细胞的生长。

（二）传递免疫信息

在转移因子的作用下，非致敏的淋巴细胞可转化为致敏的 T 增强细胞，增强细胞的免疫功能，并促进干扰素释放，增强机体抗感染的能力。

临床用于免疫缺陷病、恶性肿瘤及急性病毒感染的辅助治疗。偶有皮疹、瘙痒、痤疮及一过性发热。

六、左旋咪唑

左旋咪唑能使受抑制的巨噬细胞和 T 细胞功能恢复正常，可能与激活环核苷酸磷酸二酯酶，降低巨噬细胞和淋巴细胞内 cAMP 含量有关。它还能诱导白细胞介素 –2 的产生，增强免疫应答反应。一般用于免疫功能低下者，可作为肿瘤的辅助治疗，还可改善自身免疫性疾病的免疫功能。

第四节　抗毒血清和免疫球蛋白

将生物毒素（包括微生物、疫苗、类毒素、其他生物毒素）接种于动物体，使之免疫，产生抗体或特异的免疫球蛋白，分离而用于被动免疫，防治各种疾病。健康人血浆分离的丙种球蛋白也用于增强免疫目的，也在此一并介绍。

一、精制白喉抗毒素

本品系用白喉类毒素免疫马血浆所制得的抗毒素球蛋白制剂。用于治疗和预防白喉。

（一）应用

（1）出现症状者，及早注射抗毒素治疗。未经类毒素免疫或免疫史不清者，如系密切接触，可注射抗毒素紧急预防。也应同时注射类毒素，以获得永久免疫。

（2）皮下注射上臂三角肌处，同时注射类毒素时部位应分开。肌内注射应在三角肌中部或臀大肌外上。经皮下注射无异常者方可静脉注射。静脉注射应缓慢，开始每分钟不超过 1mL，以后每分钟不超过 4mL，1 次静注不超过 40mL，儿童不超过 0.8mL/kg。亦可稀释后静滴，静脉滴注前液体宜与体温相近。

（3）用量：预防，皮下或肌注 1 000 ~ 2 000 单位 / 次。

（二）注意

（1）本品有液体及冻干两种。

（2）注射前必须详细记录。

（3）注射用具及部位必须严密消毒。

（4）注射前必须先做过敏试验（皮试液为 0.1mL 抗毒素加生理盐水 0.9mL），试验阳性者可做脱敏注射（将本品稀释 10 倍后，小量分数次皮下注射）。

二、精制破伤风抗毒素

本品系用破伤风类毒素免疫马血浆所制得的抗毒素球蛋白制剂。用于治疗及预防破伤风。

（一）应用

皮下注射在上臂三角肌处，同时注射类毒素时，注射部位需分开。肌内注射应在上臂三角肌或臀大肌外上。皮下、肌注无异常者方可静脉注射。静注应缓慢，开始不超过 1mL/min。以后不超过 4mL/min，静注 1 次不超过 40mL，儿童不超过 0.8mL/kg，亦可稀释后静滴。

1. 用量

预防：皮下或肌注 1 500 ～ 3 000 单位 / 次，儿童与成人相同。伤势重者加 1 ～ 2 倍。经 5 ～ 6 日还可重复。

2. 治疗

第 1 次肌内或静脉注射 5 万 ～ 20 万单位，儿童与成人同，以后视病情而定，伤口周围可注射抗毒素。初生儿 24 小时内肌内或静注 2 万 ～ 10 万单位。

（二）注意

均参见精制白喉抗毒素。

三、精制肉毒抗毒素

本品系用含 A、B、E 三型肉毒杆菌抗毒素的免疫马血浆所制得的球蛋白制剂，用于治疗及预防肉毒杆菌中毒。

（一）应用

凡已出现肉毒杆菌中毒症状者，应尽快使用本品治疗。对可疑中毒者亦应尽快用本品预防。本品分为 A、B、E 三型，中毒型未确定前可同时用 3 型。

1. 用量

预防：皮下或肌注 1 000 ～ 2 000 单位（1 个型）/ 次，情况紧急可酌情静注。

2. 治疗

肌注或静滴，第 1 次注射 1 万 ～ 2 万单位（1 个型），以后视病情可每 12 小时注射 1 次，病情好转后减量或延长间隔时间。其他参见精制白喉抗毒素。

（二）注意

参见精制白喉抗毒素。

四、精制气性坏疽抗毒素

本品系气性坏疽免疫马血浆并按一定的抗毒素单位比例混合而成的球蛋白制剂。用于预防及治疗气性坏疽。

（一）应用

严重外伤有发病危险时用本品预防，一旦病症出现，应及时用大量本品治疗。

1. 用量

预防：皮下或肌内注射 1 万单位 / 次（混合品），紧急时可酌增，亦可静注，感染危险未消除时，可每隔 5 ～ 6 天反复注射。

2. 治疗

第 1 天静注 3 万 ～ 5 万单位（混合品），同时注射适量于伤口周围健康组织，以后视病情间隔 4 ～ 6 小时、6 ～ 12 小时反复注射。好转后酌情减量或延长间隔时间。其他参见精制白喉抗毒素。

（二）注意

参见精制白喉抗毒素。

五、精制抗蛇毒血清

本品系用蛇毒免疫马血浆所制成的球蛋白制剂。供治疗蛇咬伤之用。其中蝮蛇抗血清对竹叶青和烙铁头咬伤亦有效。

（一）应用

（1）常用静脉注射，也可肌内或皮下注射。

（2）用量：一般抗蝮蛇血清用 6 000 单位/次；抗五步蛇血清用 8 000 单位/次；银环蛇用 1 万单位/次；眼镜蛇用 2 000 单位/次，上述用量可中和一条蛇毒，视病情可酌增减。

（3）儿童与成人同，不得减少。

（4）注射前先做过敏试验，阴性者方可注全量。

过敏试验法：取 0.1mL 本品加 1.9mL 生理盐水（稀释 20 倍），前臂掌侧皮内注射 0.1mL，经 20～30min 判定。可疑阳性者，可预先注射氯苯那敏 10mg（儿童酌减），15min 再注本品。阳性者则采用脱敏注射法。

脱敏注射法：用生理盐水将抗血清稀释 20 倍，分次皮下注射，每次观察 20～30min，第 1 次注 0.4mL，如无反应，酌情增量，3 次以上无反应，即可静脉、肌内或皮下注射。注射前使制品接近体温，注射应慢，开始不超过 1mL/min，以后不超过 4mL/min。注射时反应异常，应立即停止。

（二）注意

（1）遇有血清反应，立即肌注氯苯那敏。必要时，应用地塞米松 5mg（或氢化可的松 100mg 或氢化可的松琥珀酸钠 135mg）加入 25%～50% 葡萄糖液 20～40mL。中静脉注射。亦可稀释后静滴。

（2）不管是否毒蛇咬伤，伤口有污染者，应同时注射破伤风抗毒素 1 500～3 000 单位。

六、精制抗炭疽血清

本品系由炭疽杆菌抗原免疫的马血浆制成的球蛋白制剂。用于炭疽病的治疗和预防。

（一）应用

（1）使用对象为炭疽病或有炭疽感染危险者。

（2）预防可皮下或肌注。治疗可根据病情肌注或静滴。

（3）用量：预防用 1 次 20mL。治疗应早期给予大剂量，第 1 天可注射 20～30mL，以后医生可根据病情给维持量。

（二）注意

（1）每次注射均应有患者及药品的详细记录。

（2）用药前应先做过敏试验（用生理盐水 0.9mL 加本品 0.1mL 稀释 10 倍做皮试液）。皮内注射 0.05mL，观察 30min。阳性者行脱敏注射法。将 10 倍稀释液，按 0.2mL、0.4mL、0.8mL 三次注入，每次间隔 30min，如无反应，再注射其余量。

七、精制抗狂犬病血清

本品系由狂犬病固定毒免疫的马血浆所制成。仅用于配合狂犬病疫苗对被疯动物严重咬伤如头、脸、颈部或多部位咬伤者进行预防注射。

（一）应用

（1）使用对象为被疯动物咬伤者，应于 48 小时内及早注射，可减少发病率。已有狂犬病者注射本品无效。

（2）先将伤口冲洗干净，在受伤部位浸润注射，余下血清可肌注（头部咬伤可肌注于颈背部）。

（3）按 40 单位/kg 注入，严重者可按 80～100 单位/kg，在 1～2 日内分别注射，注完后（或同时）注射狂犬疫苗。

（二）注意

（1）本品有液体及冻干两种。

（2）其他参见精制抗炭疽血清项下。本品的脱敏注射法为：10 倍稀释液按 1mL、2mL、4mL 注射后观察 3 次，每次间隔 20～30min，无反应再注射其余全量。

八、人血丙种球蛋白

本品系由经健康人血浆中分离提取的免疫球蛋白制剂（主要为 IgG）。

（一）用法

本品只限肌注，不得用于静脉输注。冻干制剂可用灭菌注射用水溶解，一切操作均按消毒手续进行。预防麻疹：可在与麻疹患者接触 7 日内按每公斤体重注射 0.05 ～ 0.15mL，或 5 岁以内儿童一次性注射 1.5 ～ 3mL，6 岁以上儿童最大量不得超过 6mL。1 次注射，预防效果通常为 2 ～ 4 周。预防传染性肝炎：按每公斤体重注射 0.05 ～ 0.1mL，或儿童每次注射 1.5 ～ 3mL，成人每次注射 3mL。1 次注射，预防效果通常为 1 个月左右。

（二）注意

（1）本品应为透明或微带乳光液体，有时有微量沉淀，但可摇散。如有摇不散之沉淀、异物、安瓿裂纹、过期均不可使用。

（2）安瓿启开后，应 1 次注射完毕，不得分次使用。

（3）人胎盘丙种球蛋白与本品相同。

九、乙型肝炎免疫球蛋白

本品系用经乙型肝炎疫苗免疫健康人后，采集的高效价血浆或血清分离提取制备的免疫球蛋白制剂。主要用于乙型肝炎的预防。

（一）应用

（1）只限于肌内注射，不得用于静脉输注。

（2）冻干制剂用灭菌注射用水溶解，根据标示单位数加入溶剂，使成 100 单位 /mL 液。

（3）乙型肝炎预防：1 次肌注 100 单位，儿童与成人同量，必要时可间隔 3 ～ 4 周再注射 1 次。

（4）母婴阻断：婴儿出生 24 小时注射 100 单位，隔 1 个月、2 个月及 6 个月分别注射乙型肝炎疫苗 30μg 或按医嘱。

（二）注意

液体制剂久贮后可能有微量沉淀，但可摇散。如有摇不散的沉淀或异物则不可用。

十、破伤风免疫球蛋白

本品系由乙型肝炎疫苗免疫后再经破伤风类毒素免疫的健康献血员中采集效价高的血浆或血清制成。主要是预防和治疗破伤风，尤其适用于对 TAT 有变态反应者。

（一）应用

（1）只限臀部肌注，不需皮试，不得做静脉注射。

（2）冻干制剂用灭菌注射用水溶解。

（3）预防：儿童、成人 1 次用量均为 250 单位。创面污染严重者可加倍。

（4）治疗：3 000 ～ 6 000 单位。同时可使用破伤风类毒素进行自动免疫，但注射部位和用具应分开。

（二）注意

有摇不散的沉淀或异物时，不可用。

十一、冻干铜绿假单胞菌免疫人血浆

本品系由乙型肝炎疫苗免疫后再经多价铜绿假单胞菌免疫献血员采集的，用枸橼酸钠抗凝的、2 ～ 3 份不同血型血浆混合后冻干制成，含有高效价特异抗体。主要用于绿脓杆菌易感者的预防和绿脓杆菌感染的治疗，如烧伤、创伤、手术后以及呼吸道、尿路等绿脓杆菌感染的预防及治疗。亦可做冻干健康人血浆使用。

（一）应用

按瓶签规定的容量以 30 ～ 37℃的 0.1% 枸橼酸溶液溶解，并以带滤网的无菌、无热原的输液器静脉输注，用量由医师酌定，一般成人每次 200mL；儿童减半，间隔 1 ～ 3 天，输注 6 次为 1 疗程。

（二）注意

（1）有破损或异常时不可用。

（2）溶解温度为 10 ～ 30℃，温度不可过低。

（3）应在 3 小时内输注完毕，剩余不得再用。

（4）特殊情况下也可用注射用水或 5% 葡萄糖液溶解，但其 pH 在 9 左右，故大量输注易引起碱中毒，必须慎重。

（5）本品不得用含钙盐的溶液溶解。

微信扫码

◆临床科研
◆医学前沿
◆临床资讯
◆临床笔记

第十章 常见中药药理研究

第一节 黄芩

本品为唇形科植物黄芩的根。主含黄酮类成分，已分离出约 40 种黄酮，主要有黄芩苷、黄芩素、汉黄芩素、汉黄芩苷、千层纸素 A 等。味苦，性寒。归肺、胆、脾、大肠、小肠经。

一、功效与药理

1. 清热燥湿，泻火解毒 《本草经疏》谓本品"其性清肃，所以除邪；味苦所以燥湿；阴寒所以胜热。故主诸热，邪热与湿热也"。黄芩清热燥湿，泻火解毒功效主要与其具有的解热、抗炎、抗过敏，抗病原微生物及解毒作用等有关。

（1）解热作用：黄芩对酵母、伤寒菌苗等所致家兔发热有解热效果。酵母菌所致发热大鼠的实验表明，12 种中药水提液灌服，仅黄芩、黄柏及豆根有解热作用，药后 1 小时体温即显著下降，维持 3 小时以上，作用强度与 50mg/kg 阿司匹林相似或更强。对于 2，4- 二硝基酚、酵母和内毒素所致大鼠、家兔的发热，黄芩多种提取物均有解热效果，黄芩醇提物作用强于水提物，黄芩总黄酮及黄芩苷均有显著解热作用。含黄芩药物血清对于伤寒菌苗发热家兔单核细胞内生致热原生成中 DNA 合成和 Ca^{2+} 内流能明显抑制；对于内毒素所致发热大鼠，黄芩苷腹腔注射可翻转内毒素所致下丘脑中 PGE_2 和 cAMP 的影响。不同产地的黄芩解热作用有不同。

（2）抗炎作用：黄芩有抗炎作用。黄芩水煎剂灌服，能抑制二甲苯所致小鼠耳肿胀，连续灌胃 5 天，5g/kg、10g/kg 黄芩煎剂可显著抑制角叉菜胶所致大鼠足肿，减少羧甲基纤维素囊中白细胞的游出，并抑制大鼠巴豆油性气囊的形成。对于大鼠的酵母性脚肿胀，40g/kg 黄芩水提液灌服有显著抑制作用。黄芩 70% 甲醇提取物及黄芩素、黄芩苷及汉黄芩素均能明显抑制醋酸所致小鼠腹腔毛细血管通透性亢进及化合物 48/80 所致大鼠脚爪水肿，但对角叉菜胶性脚肿及肉芽组织增生无效。黄芩甲醇提取物能抑制大鼠棉球性肉芽肿，抑制醋酸所致小鼠腹腔毛细血管通透性亢进和甲醛所致大鼠足肿胀。对于佐剂性关节炎，黄芩能抑制其原发和继发性损伤。对于前列腺中注入角叉菜胶、大肠杆菌或消痔灵注射液所形成的急性与慢性前列腺炎模型，黄芩总苷 120mg/kg、200mg/kg 灌胃均有改善作用。研究表明，黄芩及其所含多种黄酮类化合物可在多种环节上作用于花生四烯酸（AA）代谢。对于大鼠腹腔多形核白细胞的 AA 代谢，几种黄芩黄酮均有抑制作用，黄芩素抑制 5HETE 及内过氧化物转化之 HHT 的 IC_{50} 分别为 7.13μM 和 55.3μM；而黄芩苷对 HETE 的抑制作用弱，对 HHT 无影响；汉黄芩素和 2′，3，5，6′，7- 五羟基酮抑制 HHT 的 IC_{50} 分别为 $14.6\mu M$ 和 $50\mu M$。对于在 A23187 刺激下大鼠腹腔巨噬细胞合成 PGE_2 的增高，黄芩苷也有显著的抑制作用，$10\mu g/mL$ 浓度时有显著效果，$100\mu g/mL$ 浓度时 PGE_2 生成较无 A23187 刺激的正常巨噬细胞合成者还显著为低。对于大鼠血小板的脂氧酶活性，黄芩苷有强烈的抑制作用。另一方面，有报告黄芩能显著抑制 15- 羟前列腺素脱氢酶活性，从而减少 PGE_1 和 PGE_2 的失活，升高 PGE_1 及 PGE_2 水平，此后两者又促进 cAMP 的生物合成。还有报告黄芩素对白三烯 B_4 有显著抑制作用。综上可见，黄芩及其所含黄酮类化合物的抗炎作用机制与对 AA 代谢的多个环节都有不同程度的抑制作用，其最终整体效果是对 AA 代谢多种产物生成及失活酶过程影响的综合结果。

（3）抗过敏作用：黄芩对变态反应有不同程度的抑制作用，尤以对 I 型变态反应作用为明显，有效成分为黄芩苷、黄芩素及其他黄酮类化合物，它们能明显抑制致敏豚鼠离体回肠及离体气管对抗原激发所致过敏性收缩，对 Schulz-Dale 反应黄芩素的作用较黄芩苷为强。黄芩素、黄芩苷均可抑制组胺和 SRS-A 的释放。此外，口服黄芩苷 50mg/kg 1 周，对蛋清致敏豚鼠吸入抗原所致过敏性休克也有明显保护效果。对于豚鼠、小鼠的被动全身过敏反应及豚鼠被动皮肤过敏反应，黄芩素与黄芩苷也均有显著抑制作用，且以黄芩素为强。黄芩水或甲醇提取物 100mg/kg、200mg/kg 灌服，对大鼠被动皮肤过敏反应的抑制率分别为水提物 46.4%、66.8%，甲醇提取物 82.6%、98.6%。关于黄芩抗 I 型过敏反应的作用机制，研究表明，黄芩素有一定抗组胺和乙酰胆碱作用；黄芩苷、黄芩素均不影响抗原、抗体的结合，但能显著减少致敏豚鼠肺切片与抗原反应时化学介质的释放，此一作用通过抑制疏基酶活性而介导。另有实验表明，黄芩所含多种黄酮能显著抑制化合物 48/80 所致大鼠腹腔肥大细胞脱颗粒，汉黄芩素、汉黄芩苷、黄芩素、2′，5，6′，7- 四羟基黄酮、2′，3.5，6′，7- 五羟基黄酮及 2′，5，5′，7- 四羟基 -6′，8- 二甲氧基黄酮的抑制率（%）分别为 82、67、74、80、98 及 78%，色甘酸钠为 99%；IC_{50} 分别为（μM）40.0、140.0、52.1、17.7、15.5 及 19.5，黄芩苷无作用，黄芩新素 II 的抑制率为 98%。对于卵白蛋白致敏所致大鼠哮喘模型，黄芩灌胃可降低肺组织 MDA 水平；对于卵白蛋白致敏所致豚鼠过敏反应，黄芩苷有一定脱敏作用，黄芩还可抑制 IL-4 和 TNF-α 刺激下人嗜酸性粒细胞趋化因子的表达，其作用强度为黄芩素 > 木蝴蝶素 A> 黄芩苷 > 黄芩黄酮 II，其中黄芩素的 IC50 为 $1.8\mu g/mL$。除 I 型变态反应外。黄芩对佐剂性关节炎的继发性损害也有明显抑制作用，能显著抑制佐剂所致骨质退化和破坏的增强。此外，还与抑制细胞因子分泌，释放和核因子的转录活性，抑制 NO 及一些黏附分子的合成有关。

（4）抗病原微生物作用：有大量报告表明黄芩具有显著而广谱的抗生作用，如在体外能抑制金黄色葡萄球菌、肺炎双球菌、溶血性链球菌、脑膜炎双球菌、痢疾杆菌、白喉杆菌、炭疽杆菌、变形杆菌、霍乱弧菌、结核杆菌以及钩端螺旋体等的生长，对于一些特殊致病菌，如幽门螺杆菌、致龋菌、衣原体等黄芩或其主要成分也有明显作用。对于多种真菌，如堇色毛癣菌等 10 余种皮肤真菌、白色念珠菌等也报告有制菌效力。此外，黄芩对于某些病毒也有一定抑制效果，如流感病毒、鼻病毒、呼吸道合胞病毒、柯萨奇病毒。有研究表明黄芩苷、黄芩苷元均能抑制免疫缺陷病毒逆转录酶（HIV-1 RT），在 H9 细胞培养中能抑制 HIV -1 的复制，并保护小鼠白血病感染。对 HIV-1 和小鼠白血病病毒（MLV）逆转录酶，黄芩苷元的作用较黄芩苷为强。由于黄芩及其所含黄酮体外抑菌活性都较低，其于体内均难以达有效抑菌浓度，故黄芩临床广泛用于多种急性感染疾病功效的机制似很难用其抗菌活性加以解释。有研究表明，黄芩甲醇提取物于体外对大肠杆菌、铜绿假单胞菌、金葡菌、乙型链球菌和葡萄球菌有抑菌作用，其 20g 生药 /kg 灌胃的含药血清仍有抗菌作用。另外，黄芩能消除大肠杆菌及痢疾杆菌的 R 质粒，黄芩水煎液还能消除铜绿假单胞菌的生物被膜，而大为增强头孢他啶的杀菌作用。上述研究表明黄芩是从多个方面产生抗病原微生物作用。

（5）抗内毒素作用：黄芩有抗内毒素作用，体外试验黄芩水煎液、乙醇提取物以及总黄酮和黄芩苷均可中和内毒素，抑制内毒素引致的鲎细胞溶解物凝胶化，与水煎液相比，乙醇提取液作用为强；对内毒素攻击所致小鼠死亡的保护也以乙醇提物为强。黄芩苷是黄芩抗内毒素作用主要成分之一，25mg/kg 黄芩苷静注后 10 分钟注射内毒素，可大为拮抗内毒素所致家兔发热；对于卡介菌敏化小鼠，黄芩苷 100mg/kg 腹腔注射可明显降低内毒素攻击所致小鼠死亡率；黄芩苷灌服还可降低内毒素所致小鼠血清 TNF-α 和 NO 的增高。在人脐静脉内皮细胞培养上，黄芩苷还可抑制内毒素所致 E- 选择素和 NO 的增高。

（6）解毒作用：黄芩醇提物静注可显著对抗士的宁所致蛙、猫、犬等惊厥，能减低惊厥强度，降低死亡率。有效成分为黄芩苷，而黄芩素无抗士的宁毒性效果，黄芩苷皮下注射可明显提高士的宁对小鼠的半数致死量。对于四氯化碳中毒小鼠肝糖原含量，以给葡萄糖醛酸者为最高，黄芩苷次之，黄芩素为低，故认为黄芩的解毒效果可能与其所含葡萄糖醛酸有关。

2. 其他作用

（1）保肝作用：黄芩有明显的保肝作用，黄芩煎剂、黄芩苷对于四氯化碳所致急性肝损伤、D-半乳糖胺所致大鼠急性重型肝炎以及异烟肼与利福平、酒精和卡介苗+内毒素所致动物肝损伤模型均有明显拮抗作用，并可抑制 TNF-α 和放线菌素 D 所致体外培养大鼠肝细胞的凋亡。黄芩醇提取物对胆管结扎或 CCl_4 所致大鼠肝纤维化有抑制作用。对于利福霉素钠+异烟肼注射所致小鼠肝损伤，黄芩苷 50、100 和 200mg/kg 灌服能降低肝指数，抑制 ALT、AST 的增高，减轻病理改变。黄芩苷元对 CCl_4 肝损伤小鼠，在 ALT、AST 与病理改变改善同时也可见肝 MDA 明显下降。另有研究表明，黄芩苷 100mg/kg 灌服 7 天，可使小鼠肝微粒体细胞色素 P450 含量显著增加，并使 ADM、ECD 及 AHH3 种酶活力增强，在 6 种 P450 同工酶中，黄芩苷可选择性诱导 1A1、2B1 及 2C11 同工酶。黄芩还有利胆作用，其乙醇提取物及黄芩苷、黄芩素可促进家兔胆汁分泌。煎剂 0.5g/kg 静注也可使麻醉犬胆汁分泌增加，总胆管结扎所致兔血胆红素升高，静注黄芩苷可使之下降。

（2）对心血管及血液的影响：黄芩有显著的降压活性，其多种制剂、多种给药途径及对不同的动物均表现降压效果，如黄芩浸剂 1g/kg 口服、煎剂 60mg/kg 静注、浸膏 0.5g/kg 静注、醇提物 1g/kg 口服、肌注或静注均可使麻醉犬血压降低，黄芩苷 10～20mg/kg 静注也使血压下降。

黄芩水浸液灌服，对家兔的实验性动脉粥样硬化有预防效果。对喂饲高脂饲料所致高脂血症大鼠，黄芩新素Ⅱ可明显降低血清总胆固醇、肝组织甘油三酯；汉黄芩素降低肝组织甘油三酯并升高血清 HLD 水平。对于灌服乙醇诱导的高脂血症大鼠，黄芩黄酮也有显著降血脂作用，100mg/kg 灌服，汉黄芩素使血清甘油三酯明显下降，黄芩苷使游离脂肪酸下降，黄芩素使血清 HDL 明显升高，黄芩素及黄芩苷还均能显著降低肝组织的胆固醇和甘油三酯浓度。而对脂肪组织的脂解，汉黄芩素及黄芩素均显著抑制肾上腺素的脂解作用，汉黄芩素、黄芩素及黄芩苷抑制去甲肾上腺素的脂解作用，黄芩苷抑制多巴胺的脂解作用。对于大鼠睾丸组织，汉黄芩素可抑制肾上腺素所致脂解作用，而黄芩素及黄芩苷抑制 ACTH 的脂解作用，黄芩新素Ⅱ能抑制肾上腺素和 ACTH 的脂解作用，并能抑制葡萄糖向脂肪的转化。

黄芩所含多种黄酮有强的抑制血小板聚集作用，黄芩素、汉黄芩素、千层纸素、黄芩新素Ⅱ及白杨素于 1.0mmol/L 浓度能抑制由胶原诱导的血小板聚集；白杨素、黄芩素、汉黄芩素还能抑制由 ADP 或 AA 诱导的血小板聚集；黄芩素及黄芩苷能抑制由凝血酶诱导的纤维蛋白原转化为纤维蛋白，及人脐静脉内皮细胞黏附分子表达。对于由内毒素所致大鼠急性 DIC，黄芩的醋酸乙酯、甲醇或水提物有一定对抗作用，前者能使血小板数减少抑制 29%，纤维蛋白元减少抑制 57%，FDP 升高抑制 50%。此外黄芩醋酸乙酯提取物对红细胞膜尚有显著稳定作用，但对纤维蛋白原凝固时间及纤溶活化无影响。对于冠脉结扎所致大鼠缺血心肌，黄芩素 40、80、160mg/kg 静注有明显的保护作用。

（3）抗氧化作用：黄芩具有显著的抗氧化作用，能抑制过氧化脂质的生成，清除自由基，有效成分为其所含多种黄酮。应用电子自旋共振法和自旋捕获技术研究发现，对于羟自由基、超氧阴离子自由基、烷过氧自由基及 DPPH 自由基，黄芩素、黄芩苷、汉黄芩素、汉黄芩苷均有明显作用，且以黄芩苷、黄芩素的作用为强。黄芩苷、黄芩素、汉黄芩素、汉黄芩苷、黄芩新素Ⅱ等于 2.5×10^{-4}M 对维生素 C-$FeCl_2$ 或 NADPH-ADP 诱导的肝组织生成过氧化脂质都有显著的抑制作用，表明其对酶促和非酶促途径生成过氧化脂质均能抑制之。对于大鼠离体肝、心、肾、脑等组织的脂质过氧化，黄芩水煮醇沉物均有显著抑制作用，且随浓度增加，抑制作用增强，并明显提高小鼠全血 GSH-Px 的活性。对于过氧化亚硝酸盐（ONOO⁻）所致内皮细胞损伤，黄芩苷表现为强的抗氧化剂和 iNOS 及 COX-2 的抑制剂；减轻慢性支气管炎大鼠的肺，黄芩可使肺组织匀浆 MDA 含量降低。

（4）抗肿瘤作用：黄芩具有抗肿瘤作用，黄芩的多种提取物及其主含黄酮类成分黄芩苷、黄芩素、汉黄芩素等于体内外对多种肿瘤细胞均有抗肿瘤活性。黄芩乙醚提物对 L_{1210} 细胞有细胞毒作用，IC_{50} 为

10.4μg/mL，从中提得之黄芩新素Ⅱ之 IC_{50} 为 1.5μg/mL，对于人膀胱癌 ku-1 细胞黄芩苷的 IC_{50} 为 3.4μg/mL，对 EJ-1 细胞为 4.4μg/mL，对雄激素敏感的人前列腺癌 LN-Cap 的 ED_{50} 为（60.8±3.2）μmol/L，对雄激素不敏感的 JCA-1 则为（46.8±0.7）μmol/L；黄芩素有类似于黄芩苷的作用。在移植性肿瘤的体内试验，黄芩提取物对鼠膀胱癌 MBT-2、黄芩素对裸鼠人前列腺癌 Du-145 均显示显著效果。黄芩黄酮抗肿瘤作用的机制可能与调节花生四烯酸代谢、影响细胞周期、诱导凋亡及抗新生血管生成等有关。

（5）防治白内障作用：黄芩对实验性白内障有显著防治效果，对于半乳糖性白内障大鼠黄芩煎剂灌服可明显延缓、减少白内障的形成。黄芩对醛糖还原酶（AR）有显著的抑制作用，黄芩素对大鼠或牛晶状体 AR 的 IC_{50}（M），对大鼠为 $2.0×10^{-7}$，对牛为 $4.6×10^{-7}$；汉黄芩素对大鼠为 $2.7×10^{-7}$，对牛为 $1.2×10^{-7}$。国内报告对 32 种黄酮类化合物对 AR 抑制作用筛选，以黄芩苷元及异金丝桃苷醋酸盐的作用为强，其于 10^{-5}M 时的抑制率分为 100% 及 94%，IC_{50} 分别为 $3.5×10^{-6}$M 及 $2.2×10^{-6}$M。对于链佐星所致糖尿病大鼠，黄芩苷 150mg/kg 灌服对血糖无影响，但红细胞中山梨醇含量显著下降，这一下降是通过黄芩苷对 AR 抑制而实现的。

（6）降血糖作用：黄芩素具有明显的 a-葡萄糖苷酶抑制活性，尤以对蔗糖酶的作用为强，但黄芩苷作用甚弱；对灌服葡萄糖所致高血糖的体内试验，黄芩素对血糖升高无抑制作用，而黄芩苷表现为抑制血糖升高活性。黄芩煎剂对糖尿病肾病大鼠通过改善肾自由基代谢紊乱和抑制肾小球高滤过等机制改善糖尿病大鼠的肾脏病变。

（7）对中枢神经系统的作用：黄芩黄酮具有脑细胞保护作用，对于 H_2O_2 所致人成神经瘤细胞 SH-SY5Y 的过氧化损伤，以及维生素 C-$F3^{2+}$、AAPH 及 NADPH 所致大鼠大脑皮质线粒体过氧化损伤、线粒体肿胀和膜流动性降低，10μmol/L 的黄芩素、黄芩苷和汉黄芩素有显著保护作用。黄芩素、黄芩苷于小鼠 Vogal 冲突试验以及小鼠强迫游泳及悬尾不动时间试验等研究均表现抗焦虑作用。曾有报告黄芩具有一定镇静作用，应用黄芩总黄酮的研究表明，在 30～300mg/kg 抗焦虑有效剂量下未见中枢抑制作用，也对肌肉协调与运动能力无明显影响。

（8）抗放射作用：黄芩水提物腹腔注射，能提高对 ^{60}Co 全身照射小鼠的生存率与平均存活时间，同时可见白细胞、血小板增加，其主要有效成分为所含酚性苷。

（9）对生殖系统的影响：黄芩苷可降低孕小鼠流产率，上调血黄体酮含量，促进着床期 IFN-γ 分泌，胚泡附植后又降低 IFN-γ 含量，并调节着床和妊娠期 Th1/Th2 细胞因子的平衡。黄芩对自发和催产素引起的小鼠子宫收缩有抑制作用，炒黄芩作用强于生黄芩。黄芩素对子宫内膜异位症大鼠有治疗作用，其作用机制可能与抑制 TNF-α、IL-6、IL-8 生成，抑制 ICAM-1、Bcl-2 表达等有关。

（10）对消化系统的影响：黄芩煎剂能抑制离体兔肠，煎剂及醇提物能抑制在位犬小肠；对乙酰胆碱所致离体小鼠小肠痉挛，汉黄芩素有解痉作用而黄芩素无效，黄芩乙醇提物并能拮抗毛果芸香碱所致犬小肠兴奋。黄芩常用于治疗胰腺炎的复方中，实验表明，黄芩及其所含黄酮具有显著的抗胰蛋白酶活性，黄芩的醋酸乙酯、甲醇提取物于 100μg/mL 浓度对胰蛋白酶的抑制为 83% 及 76%，所含黄酮中以黄芩素作用最强，其 IC_{50} 为 $5×10^{-7}$。

此外，黄芩素能抑制 3T3-L1 小鼠前脂肪细胞向脂肪细胞分化，抑制脂肪酸合成酶活性。黄芩苷对病期不同、皮损面积不同的银屑病患者均有一定疗效，体外试验表明，黄芩苷能浓度依赖地抑制 LTB4 所致正常人或银屑病患者 PIN 的趋化反应，此作用随作用时间延长而增强，但对 PAF 所致者无明显效果。

二、体内过程

黄芩及其所含主要有效成分黄芩苷、黄芩素的药动学曾进行过许多研究。黄芩水煎剂灌服大鼠血浆中黄芩苷和汉黄芩苷浓度存在双峰现象，黄芩苷口服清除率大于汉黄芩苷。以大鼠在体胃肠吸收模型研究结果表明，黄芩苷仅在胃有少量吸收，而黄芩素在胃和小肠中吸收良好。黄芩苷在肠内经菌群代谢为黄芩素而被吸收，被吸收或静注的黄芩素在体内可还原为黄芩苷，并被小肠分泌排出。胆汁不但可以分泌黄芩苷，而且可促进黄芩素吸收。黄芩素的吸收与剂量相关，20～100mg/kg 黄芩素灌服，代谢产物黄芩苷的药动学呈线性关系，而剂量于 100mg/kg、200mg/kg 则呈非线性。黄芩苷体内体外抗氧化作用的时效关系与血清中黄芩苷的时量关系呈正相关。在链脲佐菌素糖尿病大鼠，黄芩提取物中黄芩苷和汉黄芩苷于体内 Cmax1、Cmax2、AUC_{0-5} 均明显增加，粪便悬浮液中黄芩苷降解也加快。黄芩总苷静注于大鼠，5 分钟即可于皮层检出；药后血中黄芩苷于 60 分钟已近底线，而皮层浓度逐渐上升，至 120 分钟达峰值。人口服黄芩苷 1.0g，尿液中发现了 3 个主要代谢产物：5，6，7- 三羟基黄酮 -6-O- 葡萄糖醛酸苷、5，7- 二羟基 -6- 甲氧基黄酮 -7-O- 葡萄糖醛酸苷和 5，6，7- 三羟基黄酮 -7-O- 葡萄糖醛酸苷。黄芩苷 80mg/kg 灌胃于家兔眼晶状体中 15 分钟、30 分钟浓度分别为（1.069±0.153）μg/mL 与（4.765±0.876）μg/mL 而达峰，以后迅速下降，于 2 小时达第二峰值（2.975±0.875）μg/mL。

三、毒理研究

黄芩口服毒性甚小，煎剂给小鼠灌服达 163.3g/kg 也不引起死亡。兔口服煎剂 10g/kg、静注醇提物 2g/kg 不致死。犬一次口服浸剂 15g/kg 或每次 5g/kg，一日 3 次，连服 8 周无明显毒性，但可见粪便稀软。黄芩素给 ICR 小鼠灌服最大给药剂量 15g/kg 未引起动物死亡。黄芩苷注射液小鼠静注的 LD_{50} 为（2.74±0.26）g/kg。黄芩提取物 0.32、1.25 和 5g/kg 灌服无母体毒性、胚胎毒性、发育毒性和致畸性，也未见有致突变性。

四、主治

湿温、暑温胸闷呕恶，湿热痞满，泻痢，黄疸，肺热咳嗽，高热烦渴，血热吐衄，痈肿疮毒，胎动不安。

五、现代应用

黄芩为清热燥湿要药，且其功效广泛，因而临床广用于多种疾病的治疗，但少有单用者，以其为主药的名方甚多，现代制剂也不少，前者如清热利湿的黄芩汤、葛根芩连汤，清热解毒的三黄泻心汤、黄连解毒汤，清热安胎的当归散，清热止血的黄芩散等，后者如银黄注射液或口服液、双黄连注射液等。

1. 急性感染性疾病

（1）上呼吸道感染：黄芩以其清热及抗过敏功效广用于上呼吸道感染的临床，对于普通感冒、流感以及急性扁桃体炎、支气管炎等均有较好疗效，如曾有报告以黄芩煎剂治小儿急性上呼吸道感染、急性气管炎及扁桃体炎 63 例，有效 51 例，体温多在 3 日内恢复正常。银黄注射液或口服液、双黄连针用于多种上呼吸道感染有良好疗效。

（2）肺部感染：急性肺部感染治疗常以黄芩配伍他药治疗有较好疗效，如报告用双黄连注射液治小儿肺炎有效率达 92.5%，治愈率 80.8%。以《保婴撮要》黄芩清肺饮（黄芩、栀子、大黄）制备之清肺液治实热型肺炎 438 例，在退热、咳嗽消失、啰音消失、X 线吸收情况及有效率均与抗生素对照无显著差异。

（3）肝炎：多型肝炎常用药之一为黄芩，黄芩苷即有明显降酶、保肝效果，如曾报告黄芩苷对急性黄疸型肝炎、无黄疸型肝炎及慢性活性肝炎均有降酶、改善症状效果。另报告用黄芩苷肌注或静滴治疗急性、慢性活动型、慢性迁延型、亚急性重型等病毒性肝炎 128 例，与对照组比较，黄芩苷对急性、慢活肝及慢迁肝疗效均为优，黄芩苷治疗能使肝功较快恢复，降酶率及降浊率均明显高于对照，并可见部分患者双链皮试反应增强，免疫球蛋白均值下降，补体 C3 明显升高。采用以黄芩为主的复方治疗肝炎的报告甚多，疗效均佳。

（4）肠炎、菌痢：黄芩为清热燥湿止痢常用要药，习配葛根应用，如葛根芩连汤，也配芍药应用，如黄芩汤，临床报告甚多，疗效颇佳。

（5）钩端螺旋体病：对流感伤寒型钩体病患者，以黄芩配伍银花、连翘、板蓝根、紫花地丁共为煎剂治疗有较好疗效，后改为黄芩、银花、连翘三药制为片剂称银翘黄芩片治疗，疗效仍佳，能使体温迅速下降，诸症缓解，对其他临床型别钩体病也有一定疗效。

（6）胆道感染：急性胆道感染常以大小柴胡汤化裁治疗，黄芩配伍大黄、柴胡等疗效较佳，报告以黄芩苷静滴治急性胆道感染 72 例，显效 45 例，有效 20 例。

此外，黄芩煎服曾用于猩红热的预防，黄芩煎剂喉头喷雾治疗流行性脑脊髓膜炎带菌者有一定疗效，黄芩还用于一些眼科感染及炎症，如配银花作结膜下或球后注射及肌注治疗角膜溃疡、巩膜炎、视盘炎、球后视神经炎等前、后眼部疾病有效。用 3% 的黄芩苷眼药水治疗沙眼。治疗睑腺炎也有良效。此外，还有用黄芩、黄芩苷治疗肾盂肾炎、预防白喉、黄芩复方治疗急性泌尿感染、急性淋巴结和淋巴管炎、传染性单核细胞增多症、真菌感染、外科感染、骨科感染、前列腺炎、病毒性脑炎等的报告。

2. 妇产科疾病　黄芩有安胎功效，方如当归饮、白术散等，但鲜见研究报告，而争论诚多。报告用黄芩配伍枸杞子代茶饮治恶阻 200 余例有效。

3. 出血　黄芩用于多种出血的治疗，如衄血、咯血、吐血、下血等，黄芩配黄连可降火止血，方如大黄黄连黄芩泻心汤治胃热吐血其效甚佳，治肺热咯血也有较好效果。

4. 银屑病　黄芩苷对病期不同、皮损面积不同的银屑病患者均有较好疗效。体外试验表明，黄芩苷能浓度依赖地抑制 LTB4 所致正常人或银屑病患者 PMN 的趋化反应，此作用随作用时间延长而增强，但对 PAF 所致者无明显效果。

第二节　黄连

本品为毛茛科植物黄连、三角叶黄连或云连的根茎。黄连含大量生物碱，主要有小檗碱、黄连碱、巴马亭（掌叶防己碱）、药根碱、表小檗碱以及甲基黄连碱、非洲防己碱、木兰花碱等。其中以小檗碱含量为最高，雅连、云连中均含 4% 以上。黄连味苦，性寒。归心、脾、胃、肝、胆、大肠经。

一、功效与药理

1. 清热燥湿，泻火解毒　《本草正义》谓"黄连大苦大寒，苦燥湿，寒胜热，能泄降一切有余之湿火，而心、脾、肝、肾之热，胆、胃、大小肠之火，无不治之。上以清风火之目病，中以平肝胃之呕吐，下以通腹痛之滞下，皆燥湿清热之效也"。黄连清热燥湿、泻火解毒功效主要与其具有的抗病原体、抗细菌毒素、抗炎、解热、抗腹泻等作用有关。

（1）抗病原体作用：黄连具有广谱的抗病原体作用，有效成分主要为生物碱，如小檗碱、药根碱、巴马亭等，小檗碱的抗病原体作用与黄连大体一致，但小檗碱不能代表黄连的全部作用。

大量研究表明，黄连在体外有较强的抗细菌作用，能显著抑制葡萄球菌、链球菌、肺炎球菌、霍乱弧菌、炭疽杆菌和各型痢疾杆菌的生长，对枯草杆菌、肺炎杆菌、百日咳杆菌、白喉杆菌、鼠疫杆菌、布氏杆菌、大肠杆菌、变形杆菌、伤寒杆菌等也有一定抑制效果，但对铜绿假单胞菌效果较差。此外，对结核杆菌及钩端螺旋体也有显著抗菌作用。不同黄连品种、不同产地的黄连抗菌作用有差异；不同炮制方法处理的黄连其抗菌作用也有明显差异，如姜黄连、萸黄连的抗菌强度增大。黄连配伍为复方时的抗菌作用一般有所增强，并延缓耐药性的产生，如黄连解毒汤、三黄注射液等；但也有无明显改变或降低者，如白头翁汤。对于多重耐药的大肠杆菌 E102 株的 R 质粒，黄连作用 24 小时可消除 2.42%，作用48 小时则消除率可达 22.57%。黄连所含多种生物碱都具有显著体外抗菌作用，小檗碱为最主要抗菌成分，大量研究表明小檗碱具有广谱的体外抗菌效果，有报告其于低浓度时抑菌，高浓度时杀菌；另报告小檗碱抗痢疾杆菌作用强度与磺胺相近，但其作用不受血清的影响。小檗碱的抗药菌株产生较多，且无完全交叉耐药性，如小檗碱单用时金葡菌、链球菌、痢疾杆菌都易发生抗药性，甚至细菌可利用小檗碱，小檗碱与青霉素、链霉素、金霉素及异烟肼、对氨基水杨酸等也无交叉耐药性。另有研究报告，小檗碱对大肠杆菌及福氏 II a 痢疾杆菌 D14 株的 R 因子有消除作用，硫酸小檗碱于 100 μg/mL 浓度时对 D14 株 R 因子的消除率 48 小时为 1% ~ 1.2%，120 小时为 2.1% ~ 2.5%；小檗碱使耐卡那霉素和氯霉素的大肠杆菌 RS-2 菌株 R 因子的消除可能是通过与 DNA 形成复合物而使细菌附着体 DNA 自我复制功能抑制所致。除小檗碱外，其他生物碱也具有显著抗菌活性，如有报告巴马亭的抗菌作用略低于小檗碱或与其相似。黄连或其有效成分虽在体外有较强抗菌活性，但对实验性感染其保护效果常不佳，如曾报告黄连灌服，不能使白喉杆菌感染豚鼠免于死亡，也不能减免局部反应的发生，对兔及豚鼠的实验性结核病也无明显效果，也不能保护豚鼠或地鼠的实验性钩端螺旋体感染，且许多黄连复方对实验性感染也鲜有效果，仅见有黄连或小檗碱对实验性霍乱等有效的少数报告，如对金葡菌、A型溶血性链球菌感染小鼠的保护作用。对于某些特殊病原菌黄连也有显著抗菌活性，如厌氧菌、幽门螺杆菌等。

黄连对其他多种病原体也有显著抑制作用，如报告黄连、小檗碱对鸡胚试验中PR8株、甲型56-S8株、亚甲型FM1株、乙型Lee株、丙型1233株等流感病毒，以及新城鸡瘟病毒、柯萨奇病毒等有抑制作用。黄连对白色念珠球菌的MIC为50mg/mL，对人型支原体的MIC50为75mg/mL。

黄连抗病原体作用的机制现尚未阐明，已有资料表明其与影响细菌代谢、DNA合成等有关。超微结构观察表明，于MIC浓度，黄连可引起金葡菌中隔变形、弯曲、宽窄不匀，细胞质及拟核中染色颗粒消失，核糖体出现高电子密度团块。石膏癣菌于40%黄连液中作用7日，可见真菌细胞腔明显皱缩，反折入胞质内呈室样，胞质完全为电子薄区占据，细胞器消失。并能使大肠杆菌的菌体增大，呈多形性和纤丝状。另曾有研究表明，小檗碱能强烈抑制酵母菌和细菌糖代谢中间环节丙酮酸的氧化脱羧过程，其抗菌作用可被维生素 B_6、维生素PP、对氨苯甲酸等所拮抗；于偏碱介质中小檗碱可抑制大肠杆菌色氨酸酶系统及粪链球菌的酪氨酸脱羧酶，此作用可被维生素 B_6 拮抗，小檗碱还抑制细菌的蛋白质、核酸代谢，如其能显著抑制肺炎球菌对 ^{13}C-苯丙氨酸、^{14}C-胸腺嘧啶核苷、^{14}C-尿嘧啶核苷的摄取；小檗碱能使霍乱弧菌的RNA及蛋白质合成抑制。小檗碱抑制细菌核酸合成与浓度有关，于 $100 \sim 500\mu g/mL$ 浓度能显著抑制核酸前体的掺入，并随浓度而增强，最高可达90%；而于低浓度反而促进前体掺入，$10\mu g/mL$ 可使其增加 $10\% \sim 50\%$。另有研究表明，霍乱弧菌于小檗碱中培养8小时，其摄入量的75%结合于细菌脂质部分而使脂肪酸结构改变。综上可见，黄连可能通过多种途径影响病原体而达抗菌效果，其也可能系一种细菌细胞膜的毒物。

（2）抗细菌毒素作用：小檗碱有抗细菌毒素作用，研究表明，小檗碱可对抗霍乱弧菌和大肠杆菌所致肠分泌亢进、腹泻和死亡，并能对抗霍乱肠毒素所致肠绒毛的水肿，显著抑制皮下注射霍乱毒素所引起的局部炎症。有研究发现黄连与大肠杆菌共孵则促进其内毒素的释放。

（3）抗炎作用：黄连的甲醇提取物对多种致炎物所致大鼠脚爪水肿及肉芽肿形成均有显著抑制作用，局部用药也可显著抑制炎性肉芽肿的发展。受精鸡胚试验表明黄连所含多种生物碱均有显著抗炎活性，如小檗碱、药根碱、黄连碱等。另有实验表明，小檗碱30、60mg/kg灌服，可使醋酸所致小鼠腹腔毛细血管通透性亢进抑制10.6%及35.5%；20、50mg/kg皮下注射对组胺所致大鼠皮肤毛细血管通透性亢进也有抑制作用；48mg/kg皮下注射，还能使二甲苯所致小鼠耳壳肿胀抑制73.9%及84.1%。另如前述，小檗碱还能显著对抗霍乱毒素局部注射所致炎症。

（4）解热作用：黄连是中医清热泻火要药，但其对实验性发热的影响尚鲜报告，黄连复方具有不同程度解热作用的研究报告则较多，如大黄黄连解毒汤、葛根芩连汤、连朴饮等。

（5）抗腹泻作用：在《神农本草经》中即指出黄连主治"肠澼腹痛下痢"，刘完素称："古方以黄连为治痢之最"。黄连治痢效果除与其具有的抗菌作用有关外，还与其具有的抗腹泻作用有关。整体实验表明，黄连能显著抑制小鼠、家兔的胃肠运动，灌服小檗碱对正常小鼠胃肠对墨汁的推进能力无明显影响，但于40mg/kg、80mg/kg可显著对抗蓖麻油、番泻叶等所致小鼠腹泻。另外，对于霍乱弧菌及大肠杆菌所致肠道分泌亢进、腹泻及死亡小檗碱均有显著对抗作用，对前者的效果与其能对抗霍乱肠毒素所致炎症及肠绒毛水肿有关。小檗碱可抑制小肠黏膜分泌，抑制豚鼠回肠正常电解质分泌，抑制豚鼠结肠平滑肌钙离子激活钾通道和延迟整流钾通道的开放，抑制大鼠结肠上皮细胞基础膜 $IK_{(CA)}$ 和 $IK_{(CAMP)}$ 的开放。

（6）降血糖作用：黄连有明确的降血糖作用。黄连煎剂1、2.5、5及10g/kg灌服可引起正常小鼠血糖剂量依赖性下降。小檗碱50mg/kg灌服1次或连续给药7日也均能降低正常小鼠血糖，1次给药于药后2～4小时作用最强，且对葡萄糖和肾上腺素所致实验性高血糖症小鼠有降血糖效果。对于自发性糖尿病KK小鼠及四氧嘧啶性糖尿病小鼠，50mg/kg小檗碱连续给药半月也有显著效果，能改善KK小鼠的葡萄糖耐量。小檗碱降血糖作用的机制与胰岛素无关，而与其能抑制肝脏糖原异生和（或）促进外周组织中葡萄糖的酵解有关。另有报告，小檗碱对高脂饮食所致胰岛素抵抗大鼠可改善其对胰岛素的敏感性，并升高肝糖原，但对血糖、胰岛素、血脂等无明显影响。对于 D 半乳糖诱导的大鼠血糖升高和糖耐量降低，黄连能显著抑制之；对高热卡饮食所致胰岛素抵抗大鼠模型，黄连可使空腹血糖下降，空腹胰岛素降低，胰岛素敏感性增高，SOD、GSH-Px 活性升高，应激标志物 p-c-Tun/JNK 水平及肝组织中内质网应激标志物 GRP78/Bip mRNA 水平下降，表明黄连可改善内质网应激状态。此外，对于链脲佐菌素诱发的大鼠糖尿病性白内障模型，小檗碱滴眼有显著的预防和治疗作用。

2. 对心血管系统功能的影响

（1）降压作用：前曾有许多报告表明小檗碱静注于麻醉犬、猫、大鼠、蛙及清醒大鼠均有明确的降压作用，且因剂量加大而降压作用强度及持续时间也随之增加，重复给药无快速耐受现象发生，降压时未见心脏抑制，但伴有脾、肠、肾及四肢容积增加。后有研究表明，正常大鼠静注小檗碱 1mg/kg 共 3 次，或 10mg/kg 1 次，其降压作用以舒张压为最，次为收缩压，再次为左室压，后负荷及心率降低同时伴有心肌收缩力增强，表明小檗碱静注时降压作用主要在于心率减慢及外周阻力降低。除小檗碱外，黄连所含其他多种生物碱也有降压作用，如巴马亭、药根碱、木兰花碱等。巴马亭 10mg/kg 静注，可引起麻醉兔及猫血压显著下降，重复给药降压作用增强而无快速耐受现象发生。灌服或腹腔注射也可产生持续时间较长的显著降压。

（2）抗心律失常作用：动物实验及临床研究均表明小檗碱具有显著的抗心律失常作用。曾报告用心电图观察发现小檗碱可拮抗肾上腺素和去甲肾上腺素所致兔心律失常，抑制去氧麻黄碱、二甲氧基去氧麻黄碱所致心律过速。后有较多研究均表明小檗碱有抗心律失常作用，如 4mg/kg、6mg/kg 静注，可显著降低 $CaCl_2$ 诱发的小鼠室性期前收缩（VE）、室性心动过速（VT）及室性颤动（VF）的发生率；恒速静滴 1μg/min 可增加乌头碱诱发小鼠 VE、VT、VF 及心室停搏的用量；2mg/kg、4mg/kg 静注对 $BaCl_2$、肾上腺素诱发的大鼠室性心律失常、$CaCl_2Ach$ 诱发的小鼠房颤（扑）也均可拮抗之，并可使诱发家兔心室颤动的电刺激阈值由 8V 增加至 17V；小檗碱静注还可提高电击所致猫、犬室颤阈值，降低冠脉结扎所致心肌缺血性室性心律失常大鼠的死亡率及犬室性期前收缩、心室颤动的发生率。小檗碱抗心律失常作用与其具有的降低心肌自律性、延长动作电位时程及有效不应期、消除折返冲动、抑制心肌快 Na^+ 内流及可能的 Ca^{2+} 通道阻滞等作用有关。

（3）对缺血心肌的保护效果：曾报告 4×10^{-6} 的小檗碱在使离体猫心兴奋的同时使冠脉流量增加 20%～40%，但浓度过高反而抑制。后有研究发现在猪冠状动脉条标本上小檗碱对高 K^+ 所致收缩能显著松弛之。于 0.2mg/（kg·min）可保护心肌缺血性损伤，改善梗死后衰竭的心室功能。对于慢性心肌梗死犬，小檗碱静注可显著延长其 QTC 间期、右室有效不应期、左室正常区有效不应期及左室梗死区有效不应期，缩小梗死心肌有效不应期差异和左室有效不应期离散性，抑制程控刺激所诱发的心动过速与心室纤颤的比率，并能防止梗死后因急性心肌缺血所致自发性心室纤颤。降低心肌耗氧量是小檗碱抗心肌缺血的原理之一。实验表明，小檗碱能增强小鼠对常压和减压状态的耐缺氧能力，皮下注射时可减慢小鼠整体耗氧的速度，延长闭塞缺氧所致小鼠存活时间，但灌服无效。而对于异丙肾上腺素所致小鼠对常压闭塞缺氧耐受力的降低，则无论皮下注射或灌服均能显著对抗之。此外，小檗碱还能延长小鼠断头张口动作持续时间及氰化钾中毒小鼠存活时间，表明小檗碱能显著提高小鼠心、脑及整体耐缺氧能力。另有实验小檗碱于 0.02mg/（kg·min）即可显著降低衰竭心脏的心肌耗氧量，于 0.2mg/（kg·min）可降低正常心肌耗氧量。

（4）抗脑缺血作用：黄连复方如黄连解毒汤对脑缺血性疾病有一定疗效，实验表明黄连所含多种生物碱，如小檗碱、小檗胺、四氢小檗碱等均有显著的抗脑缺血效果。小檗碱对大鼠和小鼠的实验性脑缺血均有显著保护作用，小檗碱 20mg/kg 腹腔注射，能显著抑制局灶性脑缺血再灌注大鼠大脑皮质及海马组织 c fos mRNA 的高表达，降低病灶侧海马和皮层组织的水、钙含量。小檗碱对体外培养新生大鼠神经细胞内静息游离钙 [Ca^{2+}]i 无明显影响，但能剂量依赖地抑制去甲肾上腺素和 H_2O_2 引起的 [Ca^{2+}]i 升高，IC_{50} 为 39.9 和 17.9）μmol/L，高剂量小檗碱还能抑制高 K^+ 引起的 [Ca^{2+}]i 升高。

3. 对血液系统的影响　小檗碱具有显著的抗血小板聚集作用，能抑制 ADP、花生四烯酸、胶原及钙离子载体 A23187 所致家兔的血小板聚集及 ATP 释放，尤以对胶原所致者作用为强，其抑制聚集和释放作用的半数有效量 IC_{50} 分别为 0.12 及 0.08mmol/L。对于正常人及血小板高聚集率患者，小檗碱也能显著降低 ADP 和肾上腺素所致血小板聚集。小檗碱抗血小板聚集的机制与其增加血小板内 cAMP 含量、抑制血小板内 α_2 受体、钙拮抗作用及抑制膜磷脂释放花生四烯酸等作用有关。实验表明，2.45×10^{-5}mol/L 浓度的小檗碱可使大鼠血小板内 cAMP 含量增高；小檗碱能抑制血小板内 α_2 受体从而可能通过竞争性地占据血小板内富含之 α_2 受点位置而抑制血小板功能；此外，小檗碱还能拮抗 A23187 诱导的血小板聚集和释放作用，抑制血小板膜磷脂对花生四烯酸的释放。

4. 对消化系统的影响

（1）对胃肠运动的影响：较多实验表明小檗碱对胃肠平滑肌的影响与剂量有关，如低浓度兴奋离体豚鼠回肠，引致痉挛，而高浓度时则有解痉效果。其兴奋作用似来自其增强胆碱能神经作用，而解痉则系抗乙酰胆碱所致。低浓度小檗碱可增强前列腺素所致离体豚鼠回肠收缩，较高浓度则反抑制之。小檗碱还可抑制乙酰胆碱、卡巴胆碱、组胺、徐缓激肽、氯化钡等所致离体豚鼠回肠痉挛及 5-HT 所致兔离体子宫收缩，但却增强氯化钙所致去极化豚鼠回肠收缩，且高浓度小檗碱也不减弱氯化钙的这一效应。

（2）抗胃溃疡作用：黄连及小檗碱均具有抗实验性胃溃疡作用，50% 甲醇的黄连提取物 1g/kg 灌服，对盐酸 - 乙醇所致大鼠胃黏膜损伤有显著的保护效果，小檗碱对大鼠水浸应激性溃疡形成也有显著抑制效果。

（3）利胆作用：早年曾报告小檗碱有利胆作用，能促进胆汁形成，麻醉猫实验可见有利胆效果。后有研究表明，对于实验性高胆红素血症大鼠，2.5mg/ 只的小檗碱灌胃，可促进胆汁中结合型胆红素排泄，但不影响二磷酸尿苷葡萄糖醛酸转移酶的活性。小檗碱能于 1.5 小时内将胆汁排泄量增加 2 倍，药根碱的作用较弱但持久。

5. 其他作用 许多双苄基异喹啉生物碱有不同程度抗肿瘤活性，小檗碱及其类似物也具有抗癌作用，如在体外试验中小檗碱对艾氏腹水癌和淋巴瘤 NK/LY 细胞有一定抑制作用；还能通过抑制黄酶而抑制腹水瘤细胞呼吸，但不影响其糖分解；小檗碱还可抑制癌细胞对羧胺的利用从而抑制嘌呤及核酸的合成；对于肉瘤 180，于体外试验中小檗碱有剂量依赖性直接抑制效果，能抑制其 DNA、RNA、蛋白质、脂类等的合成，其机制在于抑制葡萄糖的利用及其与核酸的相互作用。但在整体试验中小檗碱的作用多弱或无。黄连中其他生物碱，如巴马亭、药根碱、尖刺碱等能强烈抑制小鼠腹水癌细胞对氧的摄取。小檗胺对多药抗药的 MCF7/Adr 和 KBv200 细胞可增加其对 ADR 和 VCR 的敏感性，且作用呈剂量依赖性，并增加 MCF7/Adr 细胞内 ADR 的积累。0.1% 黄连甲醇提取物可促进 5-FU 的透皮吸收。

小檗碱对乙酰胆碱具有剂量依赖性双向作用，小剂量时增强之，大剂量则减弱之；小檗碱于犬、马血清及兔脑匀浆能抑制胆碱酯酶活力；小檗碱还有一定抗放作用，对 ^{60}Co 照射所致小鼠死亡有保护效果。此外还曾有报告小檗碱有局麻、抗利尿、降低眼内压、刺激 ACTH 分泌等作用。巴马亭可引起幼年小鼠胸腺萎缩，降低大鼠肾上腺中维生素 C 的含量，表明能刺激垂体 ACTH 分泌，其作用机制可能系组胺释放所致。此外，巴马亭还有强的抗胆碱酯酶活性。

二、体内过程

黄连中生物碱口服后从口腔、食管即开始被吸收。于胃黏膜吸收迅速而消除较慢。大鼠肠外翻模型，黄连中小檗碱和巴马亭在肠均为线性吸收，以空肠为优，其次为回肠和结肠。黄连碱和小檗红碱于人源 Caco-2 模型也呈良好被动吸收。以剂型而论，黄连的超微粉体和纳米粉体在大鼠的吸收较常规粉体为优。但作为季胺生物碱，小檗碱、巴马亭等生物利用度低，而在糖尿病大鼠，以小檗碱等 5 种黄连生物碱在正常和链脲佐菌素糖尿病大鼠，灌服后则相对为高，黄连与其他一些药物配伍，如吴茱萸、厚朴、生地黄等可促进其吸收。

三、毒理研究

有报告黄连水煎剂给小鼠灌胃 3g/kg 以上即可见有动物死亡，测得 LD_{50} 为 4.89g/kg（4.38 ~ 5.479/kg），另报告黄连 39/kg 灌服可引起肝功能改变。但还有报告黄连的 LD_{50} 灌服为（17.22 ± 1.75）g/kg，小檗碱灌服对小鼠的 LD_{50} 为 392mg/kg，腹腔注射为 24.3mg/kg，静注对大鼠、小鼠、豚鼠和兔的 MLD 在 27.5 ~ 250mg/kg 之间。15mg/kg 静注于麻醉兔可引起全心抑制，16 只家兔中 4 只出现结性心律；0.1% 的小檗碱给犬静脉恒速滴注，初始时可见心脏兴奋，至 180 ~ 270 分钟则出现血压下降、心肌抑制而死亡。另有报告，黄连对大鼠离体血红细胞渗透性无明显影响，黄连和小檗碱对实验性 G6PD 缺陷大鼠红细胞渗透脆性也无明显影响，也不引起溶血，孕小鼠服用黄连和小檗碱，胎仔血清总胆红素、ALT 和血红蛋白定量等也无明显差异。

四、主治

黄连主用于湿热痞满，呕吐，泻痢，黄疸，高热神昏，心火亢盛，心烦不寐，血热吐衄，目赤吞酸，牙痛，湿温，痈肿疔疮。外治湿疹，湿疮，耳道流脓。

五、现代应用

1. 感染性疾病

（1）肠道感染：黄连及其所含主要生物碱于肠道保持相对高浓度，故肠道感染是黄连及小檗碱的最主要适应证，大量的研究报告均表明黄连对急性菌痢、急性胃肠炎有很好疗效，小檗碱早已成为对此病的常用药物，疗效也佳，此外，黄连对霍乱、肠伤寒以及胆道感染也有一定疗效。小檗碱对霍乱有一定疗效，有报告于其初期黄连疗效较佳，小檗碱对轻、中度患者能控制腹泻。曾报告黄连及小檗碱对肠伤寒均有一定治疗作用，如以黄连药粉 2g 每 4 小时服一次或小檗碱 3.6 ~ 9g 分 4 ~ 6 次服用，以后者疗效为优，但另有报告小檗碱或香连丸治疗伤寒带菌者无效。

（2）呼吸系统感染：黄连作为多种中医传统方剂及现代中成药的主要组成药物用于多种呼吸道感染的治疗，如上呼吸道感染、支气管炎、肺部感染以及多种呼吸系统感染病，据称疗效尚可。另曾有用黄连或小檗碱单独治疗某些上述疾病的报告，如用黄连粉或小檗碱治疗大叶性肺炎或支气管肺炎、小檗碱口服加气管滴入治肺脓肿、小檗碱喷雾治疗急慢性支气管炎、黄连治疗白喉、百日咳等。对于病毒性呼吸道感染如小儿肺炎、流感等可用黄连复方进行治疗，也曾有用黄连制剂治疗麻疹的报告。

（3）五官科感染：多种五官科感染应用小檗碱、黄连或黄连复方局部治疗有较好疗效。眼科炎症如结膜炎、睑缘炎、睑腺炎以及角膜炎、沙眼等用黄连局部应用有效，可用黄连浸液、煎剂滴眼或眼浴，但常配以硼砂应用，还可用小檗碱溶液行离子透入法治疗。中耳炎用黄连制剂局部治疗有显著疗效，如曾报告以黄连配伍硼砂治疗急性化脓性中耳炎 63 例、慢性中耳炎 12 例、弥散性外耳道炎 2 例均有较好疗效。曾报告用 0.1% 小檗碱做下鼻甲注射或 10% 黄连液浸纱条填塞鼻腔治疗萎缩性鼻炎能使嗅觉恢复，分泌物减少。用黄连、黄连硼砂、小檗碱等作上颌窦内注射治疗上颌窦炎有一定疗效，小檗碱液浓度为 0.1% 或 0.2%，黄连液浓度 30%，黄连硼砂为 10% 加 3%。急慢性扁桃体炎可用小檗碱局部治疗，用 0.1% 小檗碱作扁桃体内注射治疗慢性扁桃体炎 102 例有效率为 88.2%，小檗碱喷雾治疗急性扁桃体炎也有效。

口腔、颌面感染性炎症也可用黄连制剂进行治疗，报告用小檗碱口服治疗口腔颌面部炎症的有效率为 81%。对于疱疹性口炎、复发性口炎、口腔黏膜溃疡用黄连复方溃疡面局部应用疗效佳，奋森氏口腔炎用 10% 黄连硼砂局部应用或黄连液漱口也有疗效。

（4）外科感染：黄连也是中医感染性外科疾病常用药物，对于皮肤化脓性感染，如痈、疖、痤、脓肿、淋巴腺炎、瘰疬以及乳腺炎等可用黄连制剂局部敷贴并内服以治疗之。另报告治多发性疖肿用如意金黄散外敷，芩连解毒汤内服有较好疗效。黄连解毒汤内服加外洗治疗 81 例脓疱疮全部治愈。

另曾有一些报告用黄连制剂治疗肾盂肾炎、败血症、布鲁氏菌病、钩端螺旋体病、猩红热、麻风病等均有一定疗效。多种妇科炎症，如阴道炎、附件炎、宫颈糜烂也均可用黄连复方治疗。对于烧伤，黄连制剂外用不仅能抗感染，还能减少渗出，促进结痂。如报告用黄连煎剂外敷治疗 Ⅱ 度烧伤，用黄连地榆粉、复方黄连解毒膏治疗烧伤其效也佳。

2. 糖尿病 小檗碱有降糖作用，临床研究表明黄连制剂对糖尿病有明显疗效，如金芪二甲双胍。

3. 心血管系统疾病 小檗碱、黄连的心血管药理研究结果促进了其在这方面的临床研究，尽管小檗碱口服吸收很差，血药浓度甚低，但临床治疗效果却也佳良，如心律失常、高血压、充血性心衰等。

（1）心律失常：小檗碱对快速型心律失常有较好疗效，报告用小檗碱口服，每次 0.6 ~ 1.0g，每日 3 ~ 4 次，治疗室性期前收缩及房性期前收缩患者。另报告用 0.4g，每日 4 次口服治疗室性期前收缩和房性期前收缩，2 ~ 4 周的总有效率为 77.8%。

（2）高血压：曾报告大剂量小檗碱口服治疗高血压有一定疗效，如每日从 0.75g 至 4g 口服治疗原发性高血压与急性肾性高血压等。另报告单用小檗碱每日 0.6g、1.2g 及 1.8g 治疗高血压患者 88 例，显效率分别为 70%、80% 及 93%。

4. 胃炎、胃溃疡　报告用黄连食醋白糖山楂饮治疗萎缩性胃炎 24 例，经胃镜复查可见 21 例胃黏膜萎缩性病变消失，空腹胃液总酸度、游离酸度均恢复正常。用小檗碱 0.5g 1 日 3 次口服治疗胃十二指肠溃疡，20 ~ 30 日的治愈率为 67.6%。

5. 其他疾病　黄连的多种复方制剂还可用于其他多种疾病，如用黄连阿胶汤治疗焦虑症、顽固性失眠 108 例均获近期疗效。

第三节　黄柏

本品为芸香科植物黄皮树或黄檗的树皮，前者习称川黄柏，后者习称关黄柏。主含生物碱，含量约 1% ~ 3%，主要有小檗碱、巴马亭（掌叶防己碱）、药根碱、木兰花碱等，另含黄柏碱、蝙蝠葛碱、N-甲基大麦芽碱等；苦味质成分主要有黄柏内酯、黄柏酮；甾体成分有 β-谷甾醇、菜油甾醇、7-去氢豆甾醇。味苦，性寒。归肾、膀胱经。

一、功效与药理

1. 清热燥湿，泻火解毒　《本草经疏》谓本品"主五脏肠胃中结热。盖阴不足，则热始结于肠胃；黄疸虽由湿热，然必发于真阴不足之人；肠痔漏，亦皆湿热伤血所致；泄痢者，滞下也，亦湿热干犯肠胃之病；女子漏下赤白，阴伤蚀疮，皆湿热乘阴虚流客下部而成；肤热赤起，目热赤痛口疮，皆阴虚血热所生病也"。《药品化义》曰："黄柏，味苦入骨，是以降火能自顶至踵，沦肤彻髓，无不周到，专泻肾与膀胱之火。"黄柏清热燥湿，泻火解毒功效主要与其具有的抗病原微生物作用、抗炎、抗痛风及降压作用等有关。

（1）抗病原微生物作用：在体外黄柏水煎剂或醇浸剂对多种致病性细菌有不同程度的抑制作用，如金黄色葡萄球菌、白色葡萄球菌、柠檬色葡萄球菌、溶血性链球菌、肺炎双球菌、炭疽杆菌、霍乱弧菌、白喉杆菌、枯草杆菌、大肠杆菌、铜绿假单胞菌、伤寒杆菌、副伤寒杆菌、脑膜炎双球菌、粪产碱杆菌等，对各型痢疾杆菌（福氏、宋内氏、志贺氏及施氏痢疾杆菌）的抑制作用强。对肺炎支原体的 MIC 为 0.97 ~ 1.95mg/mL。以黄柏为主药之一的一些中医名方，如黄连解毒汤、白头翁汤等也具有广谱抗菌作用。在黄连解毒汤中，黄柏、黄连抗菌活性可产生协同效果，但在白头翁汤中，黄柏与该方其他组成药的抗痢疾杆菌作用则既未见协同增效，也未见有拮抗作用发生。此外，黄柏对结核杆菌、钩端螺旋体等也有较强的抑制或杀灭作用，但对豚鼠的实验性结核杆菌感染无效。近有研究，黄柏还能显著抑制变形链球菌的生长。所含之多种季胺生物碱是黄柏抗菌有效成分，如小檗碱、巴马亭、药根碱等均有较强的抗菌活性，巴马亭的抗菌活性与小檗碱基本相同或略低。用微量量热法研究黄柏总生物碱、小檗碱的抗菌活性发现其对大肠杆菌的耐药性产生慢且易于消除。黄柏抗菌作用的原理与其对细菌呼吸及 RNA 合成的强烈抑制有关，黄柏还能明显减少金黄色葡萄球菌毒素的生成，并促进白细胞对细菌的吞噬。复方黄柏于 0.05% 即可损伤石膏样毛癣菌超微结构，作用 3 小时出现细胞皱缩，电子密度增高，并有不规则空泡出现。作用 24 小时则可引起部分细胞膜破坏，胞质外流，进一步与核膜、线粒体等细胞器结合并使之溶解破坏，细胞崩溃死亡。复方黄柏尚能消除白色念珠菌在卡他霉素处理小鼠肠道的定居，但单味黄柏转阴率不高。另有报告黄柏能抑制肾盂肾炎大肠杆菌的黏附能力。综上可见，黄柏抗菌作用机制可能涉及病原微生物本身及其感染过程的多个环节。

此外，黄柏还有抗流感病毒等作用。对于乙肝表面抗原，黄柏还有明显的选择性抑制作用，此作用并非所含鞣质所致，其所含小檗碱、巴马亭、黄柏碱等也均无这一作用。

黄柏在体外对多种皮肤致病性真菌都有较强的抑制作用，如堇色毛癣菌、絮状表皮癣菌、犬小芽孢子菌、奥杜盎氏小孢子菌、许兰氏毛癣菌、腹股沟表皮癣菌等。对白色念珠菌、阴道滴虫也有显著抑制活性，巴马亭与药根碱都有强的抗白色念珠菌活性。此外，20% 黄柏乙醇提取物与毛囊蠕形虫接触 0.5 分钟即可杀死，1.5 分钟全部杀死。

（2）抗炎作用：黄柏及其所含小檗碱受精卵法试验具有显著抗增生作用。黄柏及其炒制品灌服，能抑制巴豆油所致小鼠耳肿胀，减少 HAC 所致小鼠腹腔毛细血管通透性亢进，酒制、盐制品作用相近，但炒制品随温度的升高抗炎作用减弱。

（3）抗变态反应作用：黄柏水煎剂对 2，4- 二硝基氯苯所致小鼠耳接触性皮炎具有显著的抑制作用且呈一定量 – 效关系，并可降低血清 IFN–γ 水平，抑制腹腔巨噬细胞产生 IL-1 及 TNF–α 抑制脾细胞产生 IL-2。对于小鼠脾细胞膜的流动性，在无 ConA 刺激时黄柏水提物可提高之，所含成分巴马汀也提高之，但小檗碱与药根碱则抑制之；在 ConA 刺激下则均降低膜流动性。表明黄柏的免疫抑制作用可能与降低淋巴细胞膜流动性有关。对于空肠弯曲菌免疫所致小鼠自身免疫病模型，大补阴丸可诱导其胸腺细胞凋亡，此作用因方中黄柏的用量增加而增强，其降低 IL-2 水平、增高 IL-4 水平作用也与黄柏用量相关，表明在大补阴方免疫调节作用中黄柏起重要的作用。

（4）抗痛风作用：黄柏水煎剂能降低高尿酸血症小鼠血清尿酸水平，抑制小鼠肝脏黄嘌呤氧化酶活性，黄柏苍术合用也能显著降低高尿酸血症小鼠血清尿酸水平。

（5）降压作用：黄柏流浸膏或醇提液碱性物质腹腔注射均具有显著的降压效果。黄柏 2g/kg 灌服能使睾丸切除高血压大鼠血压降低，由黄柏配伍仙茅、淫羊藿、巴戟天、知母、当归组成的二仙合剂十二指肠给药，对麻醉猫及慢性肾性高血压犬也有一定降压作用，黄柏为此方降压主药。黄柏所含多种成分，如小檗碱、黄柏碱、巴马亭等都具有不同程度的降压活性。小檗碱作用见"黄连"条下；黄柏碱静注，对兔、猫、犬等均可引起降压，并能增强肾上腺素及去甲肾上腺素的升压反应，抑制人工窒息及刺激迷走神经向中端所致之升压反应，抑制刺激节前纤维引起的猫瞬膜收缩。巴马亭灌服，腹腔注射或静注均有明显降压效果，其降压机制与小檗碱类似，与阻断神经节、抑制血管中枢及抗交感等神经介质有关。药根碱的降压效果则可能与抗交感神经介质有关。此外，木兰花碱也有降压作用。黄连解毒汤也有显著降压效果，黄柏为其降压主药之一，从中已分得具有 α – 肾上腺素及 β – 肾上腺素的活性物质。

2. 其他作用　黄柏灌服，能抑制小鼠及大鼠的胃排空，抑制大鼠胃液分泌，增加胃液 pH 值，降低总酸度及总酸排出量，抑制胃蛋白酶活性。黄柏对胰蛋白酶活性也有抑制作用，能使酶活性降低 34% ~ 187%，此作用与其所含小檗碱无明显关系。对于盐酸 – 乙醇所致大鼠实验性胃溃疡，黄柏 50% 甲醇提取物有显著保护作用，小檗碱也有效，但总提取物抗溃疡活性比小檗碱为强。对于肠平滑肌，黄柏可增强家兔离体肠管收缩，其所含小檗碱也增加收缩幅度，黄柏酮也兴奋肠平滑肌，黄柏内酯则反使肠管弛缓。此外，曾报告黄柏水提液可促进饥饿家兔胆汁及胰液分泌。后有实验表明黄柏确有利胆作用，能促进胆汁分泌，并促进胆红素的排出。体外试验黄柏能显著抑制大鼠晶状体醛糖还原酶活性，其乙醇提取物的 IC_{50} 为 107μg/mL。

二、体内过程

用小鼠急性死亡率法估测黄柏煎剂的药代动力学参数为按一级动力学消除，呈二房室模型，β 相 $t_{1/2}$ 为 12.4 小时。

三、毒理研究

有报告黄柏小鼠腹腔注射的 LD_{50} 为 2.7g/kg，另报告 MLD 为 0.52g/kg。盐酸巴马亭小鼠腹腔注射的 LD_{50} 为（136±8）mg/kg，黄柏碱为 69.5mg/kg。

四、主治

用于湿热泻痢，黄疸，带下，热淋，脚气，痿躄，骨蒸劳热，盗汗，遗精，疮疡肿毒，湿疹瘙痒。盐炙黄柏滋阴降火，用于阴虚火旺，盗汗骨蒸。

五、现代应用

1. 感染性炎性疾病

（1）肠炎、菌痢：黄柏对肠炎菌痢有较好疗效，急性、慢性者均可治之。如报告以黄柏浸膏治疗急性菌痢31例，全部治愈，平均2.8天退热，3.9天大便复常，3.2天菌培养转阴。另以黄柏治慢性菌痢40例，也均获治愈。此外还可用黄柏液灌服治之。、但常以复方进行治疗，如白头翁汤。

（2）泌尿生殖系统炎症：黄柏善治下焦湿热，对多种泌尿生殖系统炎症有较好疗效，如用黄柏通淋汤治尿道感染45例有良效，用黄柏液作直流电导入治疗慢性前列腺炎115例其效颇佳。黄柏也常用于宫颈炎的治疗，如报告以黄柏矾倍散外治108例有良好疗效。另黄柏还用于霉菌性或滴虫性阴道炎的治疗。

（3）五官科炎症：多种五官科急慢性炎症均可用黄柏配伍其他药物治疗，如急性结膜炎、慢性上颌窦炎、慢性化脓性中耳炎等，此外如用黄柏细辛散治口疮、用黄柏液雾化吸入治疗慢性咽炎等都有较好疗效。

2. 皮肤科疾病 黄柏配伍苍术而成之"二妙散"是清热燥湿，治湿热下注，筋骨疼痛，脚膝无力，或足膝红肿，或带下黄白量多的名方，但对多种渗出型湿疹也有较好疗效，以黄柏或二妙散为主药的多种复方治婴幼儿湿疹、阴囊湿疹等疗效颇佳。如以二妙散加黄芩、苦参治急性糜烂性湿疹、以黄柏、苦参加味治肛门湿疹其效均佳。

此外，对于烧烫伤、褥疮、昆虫性皮炎等，以黄柏或其配伍治疗有较好疗效。

第四节 大黄

大黄为蓼科植物掌叶大黄、唐古特大黄及药用大黄的干燥根及根茎，此为正品大黄。别名将军、川军、黄良。大黄根茎含蒽醌衍生物，总量为1.01%～5.19%（一般3%～5%），其中以结合型为主，主要有番泻苷A、B、C、D、E、F，为双蒽酮苷；游离型仅占小部分，包括大黄酸、大黄素、大黄酚、芦荟大黄素、大黄素甲醚等。此外大黄根茎中还含有鞣质，其中有大黄鞣酸、没食子酸、儿茶精及大黄四聚素。大黄味苦，性寒。归脾、胃、大肠、肝、心包经。

一、功效与药理

1. 泻下攻积、调中化食大黄苦寒沉降，善能泄热通便。适用于实热便秘、积滞腹痛等，并有健胃化食功效。《本草经》谓其能"荡涤肠胃，推陈致新，通利水谷，调中化食，安和五脏"。《本草经疏》中记载"大黄气味大苦大寒，性禀直逐，长于下通"。《医学启源》言"专治不大便"。

（1）泻下作用：大黄有明显的泻下作用。口服大黄后，一般在6～8小时排出软泥样大便或粥状稀便。大便前后可无腹痛或仅有轻微腹痛。大黄泻下有效成分为结合型蒽苷，其中番泻苷A和大黄酸苷类是主要活性成分，番泻苷A作用最强，大黄酸苷类含量最高。大黄的泻下作用与大黄品种、炮制和煎煮条件关系极为密切。最新研究表明正品大黄的3个品种间泻下活性与泻下组分存在较大差异，唐古特大黄泻下效应最强，四川产掌叶大黄与药用大黄统货泻下效应大致相当，甘肃产掌叶大黄泻下效应最差，这可能是导致临床处方和成药最终疗效产生差异的重要原因之一。现代研究证实大黄蒸熟后，大黄酸苷减量1/2～1/3，番泻苷仅存少量；酒炒大黄、醋炒大黄，泻下作用降为30%左右；酒炙大黄与生大黄相比，结合蒽醌呈现下降的趋势，而酒炙品水煎液中游离蒽醌、结合蒽醌的含量均较生品高，但是大黄酒炙后鞣质的煎出率可能也相应提高，可能是导致酒炙大黄泻下力缓的原因之一，也可能是酒炙后其中的化合物群的内在比例关系发生了变化，更可能是酒炙后大黄内在成分及其比例关系发生变化后，影响到了它的组方的化学动态变化；酒炖大黄泻下力降低 95%，而大黄炭几乎无泻下作用。中医用药经验认为：大黄用于攻下时当用生品而不用制品，且不宜久煎。现代药理学研究煎剂中蒽醌衍生物的含量与煎熬时间的关系，发现生大黄后下，煎 15 ~ 20 分钟，所含蒽醌类化合物煎出最多，故泻下之力最强。与传统用药经验相符。

大黄致泻作用部位在大肠，大鼠离体肠管电活动和收缩活动实验证明。生大黄对整个结肠电活动均有明显的兴奋作用，使电活动频率明显增加，幅度明显增高。对小肠几乎无影响。目前认为其作用机制是，大黄口服后，通过小肠时结合型的蒽苷大部分不被吸收直接抵达大肠，在大肠经细菌酶作用切去糖的部分而生成苷元。在酶的作用下，还原成活性成分大黄酸蒽酮或大黄酸蒽酮 –8– 葡糖糖苷，刺激大肠黏膜下及肠壁肌层内的神经丛，显著促进横结肠和降结肠蠕动。给予氯霉素抑制肠内细菌后，大黄酸蒽酮的生成被抑制，泻下作用减弱。小部分原形蒽苷或水解产物被小肠吸收后，经过肝脏转化，由胆汁排入肠腔再进入大肠发挥上述作用。也有部分随血液作用于骨盆神经丛，使大肠运动增加。此种作用也可能通过兴奋肠平滑肌的 M 胆碱受体所致，大黄兴奋结肠的作用可被阿托品阻断。此外大黄通过抑制肠壁 Na^+、K^+–ATP 酶，抑制 Na^+ 通过肠壁转运到细胞。使 Na^+ 和水滞留于肠腔，肠腔容积扩大，机械刺激肠壁使蠕动增加。

水通道蛋白家族（aquaporins，AQPs）是分布于细胞膜上负责水分子转运的一类蛋白质，其中 AQP2、AQP3、AQP4 等存在于结肠，调节肠道水液代谢是其主要功能之一。大鼠灌胃大黄总蒽醌悬液 5 天，结果大鼠结肠内粪便含水量明显增加，同时其近端结肠 AQP4 表达降低，且表现为量效关系。另外大黄酸、大黄素能够显著下调体外培养 LoVo 细胞的 AQP2 及 AQP4 蛋白及 mRNA 表达，且表现为剂量 – 效应及时间 – 效应关系。据此认为：大黄及其所含蒽醌类成分的泻下作用机制与调节结肠水通道蛋白表达有关。

大黄不影响小肠对营养物质的吸收。《本草正义》记载，大黄"除邪而不伤正气"与此有关。大黄含鞣质较多，炮制或久煎后，常呈现收敛止泻作用，停药后也常表现有继发性便秘。

（2）对胃肠功能的影响：小剂量大黄可促进胃液分泌，并有促进胃运动的作用，但大剂量对胃蛋白酶有抑制作用。对实验性胃溃疡大鼠，大黄可减少胃液分泌量，降低胃液游离酸浓度，并对离体和在体十二指肠呈抑制作用，此作用的主要成分为鞣质。大黄能促进胃黏膜 PGE 生成，增强胃黏膜屏障功能，防止受酒精或吲哚美辛等药物的损伤。对实验性失血性休克大鼠，大黄能显著提高胃肠黏膜内 pH 值，即大黄能提高失血性休克大鼠胃肠黏膜的血流量，而且还能提高正常大鼠胃肠道的血流灌注。大黄能促进肠黏膜杯状细胞大量增生，杯状细胞能分泌大量黏液，形成黏膜与肠腔之间的黏液层，阻止肠腔内毒素与上皮细胞接触而损伤上皮。

2. 平肝降气、利胆退黄　《本草经疏》中记载大黄"……为泻伤寒、温病、热病、湿热、热结中下二焦……"。《本草经》中记载，大黄能"破癥瘕积聚"。上述功效与大黄保肝、利胆，主治急、慢性肝炎、急性胰腺炎作用有关。

（1）利胆作用：大黄历来为治疗黄疸之要药，常用方剂如茵陈蒿汤、胆道排石汤，大黄均为主要药物。实验证明大黄可促进犬和猫胆汁分泌，使胆红素和胆汁酸含量增加。静脉滴注大黄注射液 5 ~ 15 分钟胆汁流量增加，8 ~ 10 分钟作用最明显，30 分钟后逐渐恢复。其作用机制主要是促进肝小叶分泌胆汁，也可能与大黄能疏通胆小管及微细胆小管胆汁淤滞，增加胆管舒缩功能有关。其退黄作用与大黄促进胆红素排泄及抑制溶血反应有关。实验结果显示，大黄松弛犬奥狄氏（Oddi）括约肌，从而促进胆汁排出。

（2）保肝作用：大黄可使四氯化碳所致急性肝损伤大鼠血清谷丙转氨酶活性明显下降，肝细胞肿胀、变性及坏死明显减轻，肝蛋白、核酸和糖原明显增加，并促进肝细胞再生。对半乳糖胺所致大鼠急性肝损伤，大黄组可推迟肝性脑病发生时间，使血氨下降，肝性脑病死亡率降低，认为大黄有防治肝性脑病作用。对 α – 萘异硫氰酸酯（ANIT）诱发的幼鼠肝内胆汁淤积黄疸模型，大黄能明显降低血清总胆红素（TB）、结合胆红素（DB）、ALT、碱性磷酸酶（ALP）及总胆汁酸（TBA）水平，显著降低胆汁酸毒性作用，减轻肝损伤；大黄治疗肝内胆汁淤积作用机制可能与降低肝组织 NO 水平、减轻脂质过氧化反应、增强细胞保护作用和提高抗氧化损伤能力有关。大黄素可使小鼠肝细胞游离 Ca^{2+} 浓度增加；相反番泻苷和大黄多糖可使肝细胞内 Ca^{2+} 浓度明显降低，提示大黄对肝细胞功能有多种调节作用。

（3）对实验性急性胰腺炎的治疗作用：用 D-乙基硫氨酸、注射用牛胆酸钠分别造成大鼠急性胰腺炎，大黄防治组对模型大鼠出现的胰腺腺泡细胞萎缩，细胞间隙变宽，纤维化，核固缩、变形，核周腔隙变宽，内质网成空泡状，线粒体肿胀变形，外膜与嵴被破坏，胞质内自噬体和脂粒增多，RNA、DNA、单胺氧化酶（MAO）、琥珀酸脱氢酶（SDH）的反应减弱均有明显恢复作用，显示大黄对急性胰腺炎具有多方面的治疗作用。预先喂饲 100% 的大黄水煎剂（5g/kg 体重，共 5 次）可预防糜蛋白酶诱发的急性胰腺炎和高血糖症。将麻疹疫苗注入家兔体内后 14 小时及 48 小时血清淀粉酶明显上升，血小板聚集率显著增加，胰腺淤血、出血。大黄治疗组上述改变明显减轻。大黄可有效改善由铃蟾肽加水浸束缚应激刺激导致的大鼠急性出血性胰腺炎的严重程度，与抑制胰腺炎性反应、改善胰腺血流量和抑制胰酶分泌、促进胰液引流等多靶位作用有关。

从大黄中分得 10 种单体对胰酶有显著抑制作用：糖蛋白 I、糖蛋白 II 对胰蛋白酶、胰凝乳蛋白酶有强抑制作用；d-儿茶素、没食子酸、低聚糖在 20mg/mL 时对胰脂肪酶的抑制率分别为 88.3%、88.5% 和 75.2%。大黄素对胰蛋白酶有较强抑制作用；芦荟大黄素对胰弹性蛋白酶有较强抑制作用，且其抑制率均随药物浓度增大而增强，大黄酸对胰激肽释放酶抑制作用最强；大黄酚和大黄素甲醚对胰蛋白酶与胰激肽释放酶有较强的抑制作用。此种作用可减弱胰酶对胰腺细胞的自我消化作用。此外大黄中蒽醌衍生物具有广谱抗菌作用，对厌氧菌特别是脆弱类杆菌属有较强的抑菌作用。此类杆菌是诱导胰腺炎、肝炎的主要致病菌。

综上所述，大黄对急性胰腺炎具有多靶点治疗作用，其机制主要包括以下几个方面：①抑制胰蛋白酶、弹性蛋白酶、激肽酶、淀粉酶及脂肪酶的活性和释放。②促进肠道运动，抑制细菌和内毒素移位。③肠黏膜屏障保护作用。④诱导胰腺腺泡细胞凋亡，减轻胰腺炎症。⑤促进胰腺细胞修复。⑥减轻炎症介质含量，清除自由基。⑦松弛 Oddi 括约肌。

3. 清热解毒　《本草纲目》记载：大黄主"下痢赤白，里急腹痛，小便淋沥，实热燥结，潮热谵语，黄疸，清火疮"。近代临床用单味大黄及其复方治疗急、重型感染，均获得满意疗效。大黄清热解毒功效与下列药理作用有关。

（1）抗病原微生物作用：大黄具有广谱抗菌作用。较敏感的细菌为厌氧菌（MIC 在 1μg/mL 以下），其次是葡萄球菌、溶血性链球菌和淋病双球菌（MIC 为 1~25μg/mL），再次是白喉杆菌、伤寒副伤寒杆菌和痢疾杆菌（MIC 为 25~50μg/mL）。大黄的主要抑菌成分是游离型苷元，其中大黄酸、大黄素、芦荟大黄素作用较强，大黄素甲醚和大黄酚活性较低。大黄不同炮制品（生大黄、制大黄、酒大黄、大黄炭）在体外对金黄色葡萄球菌、白色葡萄球菌、福氏痢疾杆菌、宋内氏痢疾杆菌、伤寒杆菌、副伤寒杆菌、奈瑟卡他球菌等具有良好抑菌效果，其中生大黄水煎液对金黄色葡萄球菌、乙型溶血链球菌的抑制作用较强，而酒大黄水煎液对白色葡萄球菌的抑制作用优于生品及其他炮制品。

大黄对一些致病性真菌，多种皮肤癣菌有抑制作用。将痤疮主要致病菌痤疮丙酸杆菌、金黄色葡萄球菌作为试验菌，考察了大黄游离蒽醌对以上两种致病菌的体外抑菌活性，结果在大黄的 5 种游离蒽醌中，大黄总游离蒽醌对痤疮致病菌-痤疮丙酸杆菌、金黄色葡萄球菌的 MIC，分别为 32g/mL 和 4g/mL，其中大黄素对痤疮丙酸杆菌的抑制作用最强（MIC 为 8g/mL），大黄酸对金黄色葡萄球菌的抑制作用最强（MIC 为 2g/mL），与头孢噻肟钠相近。此外大黄对大肠杆菌和变形杆菌感染的小鼠均有良好保护作用。其抗菌机制主要是对菌体核酸和蛋白质合成及糖代谢有抑制作用。

大黄对某些病毒如流感病毒、单纯疱疹病毒、乙肝病毒等均有抑制作用。通过大黄提取液对抗柯萨奇病毒 B_3（CVB_3）的作用，发现：①大黄不能直接杀灭 CVB_3；②大黄不能封闭细胞表面的 CVB_3 受体，故不能阻止病毒吸附、穿入易感细胞。故推测大黄可能通过抑制 CVB3 核酸复制和（或）以后环节发挥抗病毒作用。

（2）抗炎作用：大黄对多种实验性炎症模型表现出明显的抗炎作用。灌胃大黄煎剂能显著抑制巴豆油所致小鼠耳肿胀。对大鼠蛋清性、甲醛性足肿胀和大鼠棉球肉芽肿均有明显抑制作用。大黄素对脂多糖（LPS）诱导的大鼠实验性牙周炎具有明显的抑制作用。抗炎作用机制研究显示，大黄对切除双侧肾上腺大鼠仍有抗炎作用，抗炎同时不降低肾上腺维生素 C 含量，大黄也无肾上腺皮质激素样作用，说明大黄抗炎作用与垂体—肾上腺皮质系统无关。目前认为大黄抗炎作用机制主要与抑制花生四烯酸代谢有关，大黄可抑制环氧化酶，使前列腺素 E（PGE）合成减少，并抑制白三烯 B_4（LTB_4）的合成。

（3）解热作用：大黄清热泻火，能使感染所致发热患者和致热动物体温明显降低。同时，第三脑室灌流液中 PGE 和 cAMP 水平显著降低。此外，大黄能抑制红细胞膜 Na^+、K^+-ATP 酶，抑制细胞氧化磷酸化过程，减少 ATP 的生成和利用，使产热减少，能量代谢处于较低水平，也使体温下降。

（4）对免疫功能的影响：大黄对正常小鼠的免疫功能无明显影响，但对感染模型小鼠，大黄可使其胸腺指数、脾脏指数增高，并能促进血清溶血素生成，还能明显提高小鼠腹腔巨噬细胞的吞噬功能，使吞噬率和吞噬指数升高。大黄多糖除上述作用外还能增加脾脏淋巴细胞转化率及白细胞介素（IL-2）的生成。此外，大黄在体内有辅助病毒诱生干扰素的作用，可使患者体内干扰素效价增加 2 倍以上。最近通过大黄对小鼠肠道免疫分泌物的变化实验，提示大黄能促进肠黏膜上皮分泌多种免疫相关物质，对于减轻创伤、烧伤、休克等严重应激反应时的肠黏膜损伤，防止肠道菌群移位和全身炎症反应综合征的发生具有重要的理论和临床意义。大黄不同成分，对免疫功能影响不同，其蒽醌衍生物对免疫有明显抑制作用，表现为小鼠胸腺和脾脏重量减轻，溶血素含量降低，巨噬细胞吞噬功能受抑制，淋巴细胞转化率受抑制，二硝基氯苯（DNCB）所致迟发型超敏反应降低。

4. 泻火凉血、止血活血　大黄泻火凉血，历来用于治疗血热妄行之吐血、咳血、衄血。大黄入血分，能泻火止血，并兼能活血祛瘀，故有止血不留瘀血之优点。

（1）止血作用：生大黄和大黄醇提物可使血小板表面活性增加，血小板聚集性增高，电镜下可观察到扩大型血小板数量增加，血液黏度增加，微循环中血液速度减慢，有利于止血。

大黄中止血的主要成分为 d- 儿茶素和没食子酸，能促进血小板黏附和聚集，并可降低抗凝血酶Ⅲ（AT-Ⅲ）活性。已知 AT-Ⅲ 是活性最强的生理性抗凝物质，d- 儿茶素和没食子酸干扰 AT-Ⅲ 与凝血酶的正常结合，使其活性降低，从而增强凝血酶的活力，加速血液凝固。没食子酸还能提高 α_2- 巨球蛋白（α_2-MG）的含量，从而降低纤溶酶原激活因子的活性，使纤溶酶含量降低，或竞争性抑制纤溶酶的活性，发挥抑制纤维蛋白溶解的作用。但对凝血因子活性皆无明显影响。番泻苷和大黄多糖可使大鼠血小板细胞内游离钙浓度明显降低，其降低效应与剂量相关。提示大黄抑制血小板聚集与番泻苷和大黄多糖抑制钙内流有关。

此外，大黄可使局部血管收缩，通透性下降。大黄对小肠运动有抑制作用，可减少出血部位的机械损伤，有利于血小板在血管破溃处聚集而止血。大黄对胃蛋白酶有抑制作用，有利于胃黏膜屏障的重建并控制其出血，对溃疡出血有止血作用。大黄可提高血浆渗透压，使组织内的水分向血管内转移。这样可补充大失血所丢失的血容量，降低血液黏度，有利于改善微循环，可纠正大失血时所引起的体液平衡失调和细胞内代谢障碍。这与目前临床治疗大出血时所采用的"血液稀释性止血"相一致。此种作用目前认为与抑制细胞膜 Na^+、K^+-ATP 酶有关。

（2）改善血液流变学：大黄属活血化瘀药。《本草经》记载大黄"主下瘀血，破癥瘕积聚……"。大黄抑制细胞膜 Na^+、K^+-ATP 酶活性，提高血浆渗透压，使组织内水分向血管内转移，使血液稀释，解除微循环障碍，此为大黄"止血活血"的药理基础。

全身炎症反应综合征（SIRS）及多器官功能衰竭（MODS）患者在病情进展过程中，可见微循环障碍逐步加重，对此大黄能改变血液黏稠、聚集状态，并扩张血管，改善微循环，增加血流量，调整血液理化特征，对血液流变学各项指标均有显著改善作用，因此大黄有效预防危重患者发生 MODS，对于已发生 MODS 的患者，大黄具有保护作用。其机制可能是通过大黄降低毛细血管通透性，改善血管脆性，增加血流灌注，并通过它的渗透效应促进组织间液向血管内转移，血液稀释，从而使血细胞比容，血沉和血黏度下降。

（3）降血脂作用：给家兔及小鼠喂饲高脂饲料诱发高脂血症，服用大黄可使血清和肝脏总胆固醇（TC）、甘油三酯（TG）、低密度脂蛋白（LDL）、极低密度脂蛋白（VLDL）及过氧化脂质明显降低，高密度脂蛋白胆固醇（HDL）与 TC 比值升高。可能是因为大黄的泻下作用而影响胆固醇的吸收。此外大黄还可增加骨骼肌组织中过氧化物酶体增殖物激活受体 a（PPARa）基因表达，在转录水平调控脂肪代谢关键酶，降低血脂水平而促进机体减肥；同时增加肥胖大鼠骨骼肌解偶联蛋白 3（UCP3）表达、促进细胞能量代谢而有效减肥。

5. 利水消肿　《唐本草》中记载：大黄"通宣一切气，调血脉……泄壅滞水气"。《本草正义》中记载"大黄迅速善走，直达下焦……但久制者，可从小便以导湿热"。上述功效与大黄利尿消肿，治疗氮质血症和肾功能衰竭有关。

（1）利尿消肿作用：大黄酸、大黄素有明显的利尿、排 Na^+ 和排 K^+ 作用，芦荟大黄素和大黄酚的作用较弱。大黄素、大黄酸和芦荟大黄素对 Na^+、K^+-ATP 酶活性均呈现很强的竞争性抑制作用，大黄蒽醌衍生物对肾髓质 Na^+、K^+-ATP 酶抑制作用是大黄利尿的作用机制。因为肾小管内 Na^+ 的重吸收属于主动转运过程，需通过 Na^+、K^+-ATP 酶分解 ATP 提供能量。当此酶受抑制时能量来源不足，Na^+ 重吸收减少，Na^+ 携带水分排出而利尿。当远曲小管 Na^+ 增多时，促进 Na^+-K^+ 交换，K^+ 排出也随之增高。

近年发现，大黄总蒽醌含药血清培养液可抑制 NRK 细胞 AQP2、AQP4 基因转录与翻译，提示大黄的利尿作用可能与调节 AQP2、AQP4 表达有关。

（2）对氮质血症和慢性肾功能衰竭的治疗作用：①对氮质血症的治疗作用：慢性肾功能不全时，肾单位严重受损，使肾脏排泄代谢产物能力显著降低。尿素氮（BUN）和肌酐（Crea）在体内蓄积，导致高氮质血症。用腺嘌呤喂饲大鼠造成慢性肾衰模型，显示大黄可显著降低模型大鼠血中 BUN、Crea 水平，同时肝、肾组织中 BUN 含量降低，尿中 BUN、Crea 排泄量增加，说明大黄可抑制 BUN 在肝、肾中的合成，同时促进其在尿中的排泄，从而降低血中 BUN、Crea 水平，治疗氮质血症。另外大黄能提高血清总蛋白、白蛋白和转铁蛋白的含量。故大黄治疗氮质血症的机制可能是：A：大黄泻下作用使肠内氨基酸吸收减少；B：血中必需氨基酸增高使蛋白质合成增加；C：大黄抑制体蛋白分解从而减少非蛋白氮的来源，而使肝、肾组织中 BUN 合成减少；D：大黄促进尿素和肌酐随尿液排泄。②抑制肾小球系膜细胞增生：肾小球系膜细胞增生是多种肾小球疾患和慢性肾衰的突出病理改变，系膜硬化是肾小球功能改变的重要因素。动物实验表明，大黄蒽醌和大黄酸蒽酮葡萄糖苷能直接抑制系膜细胞生长。含大黄衍生物的血清也明显抑制系膜细胞 DNA 和蛋白质的合成。部分肾切除后的人或动物，促肾因子活性增高，促进残余肾组织增生和肥大，而大黄能对抗促肾生长因子对系膜细胞和肾小管细胞增殖的刺激作用。刘氏等人应用斑点杂交技术发现大黄素能有效地抑制由细菌脂多糖（IPS）诱导的大鼠系膜细胞 C-myc 癌基因的过度表达而参与细胞周期的调控。黎氏等对单侧肾切除大鼠模型进行观察，发现残余肾组织在手术后 1～6 周普遍增大，灌注大黄可明显抑制残余肾的肥大，残余肾组织中蛋白质和 RNA 含量也减少。此外，大黄对肾小管上皮细胞增殖也有明显抑制作用。

6. 其他作用

（1）抗精神病作用：旷野（open field）实验显示大黄水提物可使大鼠自主活动降低，直立次数明显减少，作用类似于氯丙嗪。给予有效量 5 倍的氯丙嗪动物活动完全停止，但给予有效量 10 倍的大黄水提物不引起运动障碍。摘除嗅球大鼠出现各种攻击行为，大黄水提物对木棒引起的攻击行为有抑制作用。大鼠脑室注射 6- 羟基多巴胺破坏脑内儿茶酚胺能神经，再腹腔注射四氢化大麻醇（THC），可使群居大鼠兴奋性增高，互相之间产生激烈争斗。给大黄水提物 50mg/kg 腹腔注射，可明显抑制过激行为。同样可对抗脱氧麻黄碱（MAP）引起的动物自主活动增加。

大黄水提物可抑制大鼠条件性回避反应，对非条件性回避反应无明显影响，并能抑制阿扑吗啡（APO）诱发的定型活动（嗅、舔、咬等）以及 MAP 诱发的旋转行为。上述作用与氯丙嗪的抗精神病作用相似，特点是不伴有行为毒性，不引起僵住症。研究认为，抗精神病作用的有效成分主要是 RG- 鞣质。

（2）强心作用：大黄能使心脏单相动作电位（MAP）振幅增高，0 期上升速度加快，心肌收缩力明显加强，证明大黄具有较明显的强心作用，且具有浓度依赖性关系。增加细胞外液中 K^+ 浓度，可使大黄对心脏的毒性作用减轻。提示大黄的强心作用可能与抑制心肌细胞膜 Na^+、K^+-ATP 酶有关。

此外，大黄可减慢心率，并延长单相动作电位时程（MAPD），提示可能具有抗心律失常作用。

二、体内过程

大黄蒽醌衍生物在体内的代谢过程：吸收：大黄蒽酮衍生物容易吸收，人和动物口服大黄酸和大黄素 2 ～ 3 小时血浓度达到高峰，8 小时仅存微量。家兔肌内注射，半小时血浓度达高峰。大黄酸比大黄素易于吸收，1 次静脉注射，5 分钟即达高峰。分布：大黄蒽醌衍生物吸收后主要分布在肝、肾和胆囊。2 小时达到最高浓度。家兔静脉注射大黄酸 5 分钟内即达到高峰，随即迅速下降，1 小时浓度很低。生物转化：蒽醌衍生物在体内可进行氧化和结合代谢，使非极性基团转化为极性基团与葡萄糖醛酸结合，易于排出。大黄酚药理活性低（对金黄色葡萄球菌的抑菌浓度为 100 ～ 200 μg/mL），氧化为大黄酸后活性提高，抑菌浓度为 4 ～ 8 μg/mL。但结合蒽醌无论是氧化或未氧化产物，活性都较低。排泄：大黄蒽醌衍生物由粪便和尿排出量分别占摄入量的 24% 和 23%，可能有一半左右在体内破坏。经尿排出 2 ～ 4 小时为最多，8 小时内总排出量约 61%，24 小时总排出量约 90%；经粪便排出在 24 小时内排出 88%。蒽醌衍生物由尿排出时，若尿液为碱性，呈橘红色或紫红色，应注意与血尿区分，酸性尿则为橙红色。

三、主治

实热积滞便秘，血热吐衄，目赤咽肿，痈肿疔疮，肠痈腹痛，瘀血闭经，产后瘀阻，跌打损伤，湿热痢疾，黄疸尿赤，淋证，水肿；外治烧烫伤。酒大黄清上焦血分热毒。用于目赤咽肿，齿龈肿痛。熟大黄泻下力缓，清热解毒。用于火毒疮疡。大黄炭凉血化瘀止血。用于血热有瘀出血症。

四、现代应用

1. 消化系统疾病

（1）便秘：大黄饮片，用开水冲泡当茶饮，每次 3 ～ 5 片。连喝 2 ～ 3 杯见效。小儿便秘者取大黄粉 10g 用酒适当调成糊状涂于脐部，纱布固定再用热水袋敷 10 分钟，每天 1 次，治愈时间最短 3 天。

（2）消化性胃溃疡：用精制醇提大黄片治疗幽门螺杆菌阳性患者 40 例，每次饭后服用 3 ～ 4 片，每天 3 次，连服 30 天后复查，幽门螺杆菌转阴率、溃疡复发率均明显优于甲氰咪胍（西咪替丁）对照组。

（3）急性上消化道出血：用汤、粉、片、注射剂、糖浆剂等不同制剂的单味大黄治疗急性胃、十二指肠出血 3 700 例，每次 3g，每天 3 次，止血有效率达 95%。止血同时其他症状，如腹胀、纳差、瘀热等症状消失快。

（4）急性病毒性黄疸型肝炎：用生大黄治疗急性黄疸型肝炎 80 例，成人 50g，儿童 25 ～ 30g，煎成 200mL，每天 1 次口服，连服 6 天，停 1 天为一疗程。用药后肝功能恢复正常。有人用单味精制大黄片治疗 30 例，每次 5 ～ 9 片，每天 3 次，饭后服。在消除症状、退黄、降酶等方面均优于西药对照组。

（5）重症肝炎、肝性脑病：大黄 40 ～ 50g 水煎取液 150mL，保留灌肠，每日 1 次。治疗重症肝炎。用生大黄粉水煎液灌肠或口服防治肝性脑病，取得良好效果。认为防治肝性脑病的机制与大黄泻下、抗感染、清除内毒素、保肝、止血等多种作用有关。

（6）急性胰腺炎：单味大黄汤 100mL 或冲剂 25g，或糖浆剂 12mL，或大黄液 50mL 或精黄片 10 片，每 1 ～ 2 小时服 1 次，每日 5 ～ 8 次。直至腹痛等症状显著减轻后逐渐减量。

（7）急性胆囊炎、胆石症：大黄有促进胆道内容物排出和广谱抗菌等作用，观察急性胆囊炎 40 例，一般 2 ～ 3 天基本治愈。用法：先取大黄 30 ～ 60g 水煎或精制大黄片 10 片口服，每隔 1 ～ 2 小时服 1 次，每天 5 ～ 8 次。1 天内最大用量可达 300g，精制大黄片 70 片，直至症状好转再减量。根据大黄的利胆、促进胆汁分泌、扩张奥狄氏括约肌等作用，用大黄片治疗胆石症 62 例，每次 0.6g，每日 3 次，连服 30 天为一疗程。用药后经快速胆石定性诊断及电镜扫描确定，排出胆石 31 例，1 周内排石者占 80.6%。对不宜手术、结石 ≤ 1.0cm 或泥沙样结石疗效较好。

（8）肠梗阻：用单味生大黄粉冲剂治疗各型肠梗阻。

2. 急、慢性肾功能衰竭

（1）急性肾功能衰竭：吴氏用复方大黄浸出液（大黄、人参）治疗急性肾功能衰竭 45 例。氮质血症及尿量恢复正常时间均为 5 日。张氏用生大黄 3 ~ 5g，每日 3 次口服，或用生大黄 10 ~ 16g 水煎至 100 ~ 500mL，每日 1 ~ 3 次口服或灌肠，配以复方丹参注射液 20 ~ 60mL 加入格林氏液静滴，治疗流行性出血热急性肾功能衰竭 48 例，治愈率 97.9%。有学者认为，应用大黄导泻，可起到利尿，稳定内环境的作用。

（2）慢性肾功能衰竭：张氏等对 148 例慢性肾衰（CRF）患者考察大黄治疗的远期疗效，经过 6 ~ 8 个月的治疗随访结果表明，长期口服小剂量大黄制剂能够有效地延缓 CRF 的进展，大黄与卡托普利（巯甲丙脯酸）合用的疗效最佳，且长期用药无明显毒副作用。

3. 出血性疾病

（1）鼻出血：大黄研粉后用无菌脱脂棉蘸取，填入出血鼻腔可有效止血。

（2）肛肠科止血：由于大黄具有止血、抗菌、抗炎、泻下作用，常用于内痔，外痔，肛裂，肛窦炎，肛门痛等症，效果满意，无副作用。

（3）重症肝炎上消化道出血：重症肝炎上消化道出血可诱发失血性休克、肾衰、肝性脑病、感染（包括原发性腹膜炎和肺部感染等）、电解质与酸碱失衡等严重并发症。大黄配伍止血、解毒、化瘀、益气、养血等药物，对于改善上消化道出血，预防出血后并发症发生以及改善预后有一定疗效。

此外，大黄还用于蛛网膜下腔出血、肺出血，小儿急性出血性坏死性肠炎，治疗妇科各种血证如月经过多，产后出血、便血、血崩等症。

4. 急性感染性疾病

（1）急性扁桃体炎：生大黄 6 ~ 9g 放入茶水内，用沸水 150 ~ 250mL 浸泡，待水温放凉后即可服用，服完 2 小时后，再用上法浸泡 1 次，用法同前。用量：2 ~ 4 岁每剂 6g，每日 1 剂，每次浸泡 150mL；5 岁以上用 9g，每日 1 剂，浸泡 250mL。

（2）急性肠炎、菌痢：大黄醇提片以复方西药（氯霉素、吡哌酸、庆大霉素等）组为对照治疗急性肠炎 99 例、急性菌痢 214 例。其中应用大黄醇提片治疗急性肠炎 54 例，平均治愈 1.5 天；急性菌痢 110 例，大便恢复正常平均时间为 3.4 天。细菌转阴时间为 8.4 天。与西药对照组效果一致，同时大黄具有使用方便、副作用小、价廉等优点。

（3）复发性口疮：将单味大黄 30g，加水 250mL，武火煎至 200mL，一次饭后温服，每日 2 次，共治疗 39 例。其中治愈 8 例，显效 19 例，有效 12 例，总有效率 100%。

（4）急性淋病：用大黄醇浸膏和熟大黄片治疗 157 例急性淋病，总有效率为 72%，多数病例无明显副作用。

（5）烧伤：将正品大黄浸于 95% 酒精中，其浓度为 1g 大黄 /4mL 酒精，浸泡半月以上，待酒精变成深棕色后用于Ⅰ~Ⅲ度烧伤患者，于新鲜创面喷药用。

5. 高脂血症与肥胖病　每天口服大黄糖浆 6mL（相当原生药 3g）共服 14 天，131 例高脂血症患者的胆固醇和 β – 脂蛋白显著降低，一个月后，胆固醇平均下降 30mg，甘油三酯下降 44mg。用生大黄粉治疗高脂血症 105 例，每次服 3g，1 日 3 次，连续 2 个月，治疗期间停止其他降脂药，其治疗结果表明，患者血清胆固醇和甘油三酯都降至正常。大黄提取片减肥疗效确切，通过 200 例大样本随机对比治疗后证明，其有效率与芬氟拉明相似，并优于国际公认的中成药消胖美。

6. 眼科疾病

（1）急性睑腺炎：采用内服及外敷之法。内服黄茶饮，处方：大黄、金银花、栀子、菊花各 3g。方法：泡水代茶。外敷方：大黄、芒硝各 309，金银花 15g。方法：用水 500mL，文火煎 15 分钟后取汁冲芒硝 30g，溶化后过滤即外敷液，将小毛巾折叠，并浸透于温热药液中，取出后拧一下以不滴液为度，敷以患侧眼睑红肿处，并用热水袋保温，贴于眼垫外面，勿烫痛，以舒适为准，1 日 3 次，每次 20 分钟。以上对早期急性睑腺炎疗效好。上述各药都具有清热解毒作用，大黄还能凉血、止血，祛瘀而消肿。

（2）前房积脓性角膜溃疡：选用泻肝散加减。处方：生大黄、知母、黄芩、玄明粉（冲）等。方中大黄通腑泄热，使火从下泻，局部症状减轻，防止翳面扩散，且可使患部腐物消散，创面清洁，促进邪早退、翳早愈。

（3）急性闭角型青光眼：处方：大黄、杭菊、决明子各3g，槟榔6g。泡饮代茶。方中大黄泄热通腑、凉血活血，以促进神水畅通，同时大黄的通便作用能促使水液排出，有利于眼压下降，从而减轻高眼压对视神经的损害。

7. 其他

（1）急性中毒：大黄导泻用来抢救急性口服中毒164例，治疗组82例，洗胃后30分钟，经胃管注入5%大黄液500mL；对照组82例，注入5%硫酸镁溶液（昏迷者用5%硫酸钠代替）。结果大黄导泻明显优于硫酸镁，效果肯定。

（2）五更泻：用大黄治疗五更泻，用量9~15g，傍晚服，睡前排出大便，至五更时无泻下作用。3~5天为一疗程。

（3）术后腹气胀：手术后12~24小时服用大黄粉每次3g，每日3次，治疗术后腹胀气108例，用药后肛门恢复排气最短5小时，最长12小时；平均7~8小时。

（4）骨伤疾病：大黄可用于治疗急性腰扭伤、胸部软组织损伤、腰肌劳损，伤及头胸及四肢应用酒制大黄，剂量以6~10g为宜；伤损在腰、腹及下肢，可用生大黄，以10~15g为宜。对虚证寒证大黄的使用应从小剂量开始。

（5）危重病医学领域：大黄在多器官功能衰竭综合征（MODS）中的研究和应用体现在胃肠功能衰竭的防治、对急性应激性胃肠黏膜病变的防治、对急性肺损伤和急性呼吸窘迫综合征的防治、对重症感染患者系统炎症反应的治疗、对免疫系统的双向调节作用及其他脏器功能障碍的防治作用。

此外，大黄也常用于银屑病、痤疮、带状疱疹、酒糟鼻等。还可用于由病毒引起的流行性红眼病、疱疹性结膜炎、角膜溃疡等眼疾。

五、不良反应

祖国医学认为，大黄味苦性寒，伤气、耗血，孕妇慎用。《本草经》将大黄列入下品，按照《本草经·序列》说法，"下药多毒"。虽然历代本草称大黄无毒者较多，但同时也提示其性大寒，味苦，当属药性峻烈攻逐之品，使用不当对于人体具有一定损伤。

现代研究表明大黄可导致机体胃肠、肝、肾的一定损害，但由于大黄临床广泛用于治疗肝病、肾病、胃肠道疾病，所以其所致不良反应的剂量、时间与其所起的治疗作用的剂量与时间是目前需要探讨的重要问题，也就是量-效和量-时-毒的关系。同时不良反应的产生与大黄所含成分也具有较为密切的关系，蒽醌、鞣质均可以造成不良反应，其成分以及两者之间的比例与关系还需要进一步深入探讨。

德国药品管理机构—联邦药品和医疗用品研究所1996年6月宣布限制含蒽类化合物泻药的应用。限制原因：根据细胞培养，动物试验和流行病学研究，有理由怀疑这类药可能有遗传毒性和致癌作用。已发现芦荟大黄素在多种细胞株的AMES试验中有致突变作用。大黄素、大黄酚、2-羟大黄素、大黄素甲醚在多种细胞株试验中表现为遗传毒性作用。芦荟大黄素、大黄素，可使C_3H/M_2成纤维细胞转化为恶性表型，等等。由于大黄在中药处方中用量不大，且用药时间短，故对人类的致癌性等还有待研究，但也应引起足够的重视。另外，长期服用这类泻药可致水盐代谢和肠功能紊乱，因而限制其使用。

微信扫码
◆临床科研
◆医学前沿
◆临床资讯
◆临床笔记

第十一章　中药的合理应用

第一节　合理用药概述

合理用药是在充分考虑患者用药后获得的效益与承担的风险后所做的最佳选择，即使药效得到充分发挥，不良反应降至最低水平，也使药品费用更为合理。中药的临床应用是在中医的理论基础上进行的，研究探讨中药临床药学及合理应用，就应当从中医中药的理论基础出发，根据其作用机制，指导中医临床合理用药，达到充分发挥药物疗效之目的。中药对人体造成的损害，除了药物本身的因素外，很多是由于不合理用药引起的。

一、合理用药的概念及意义

所谓中药的合理应用，是指运用中医药学综合知识指导临床用药。也就是以中医药理论为指导，在充分辨析疾病和掌握中药性能特点的基础上，安全、有效、简便、经济地使用中药或中成药，达到以最小的投入，取得最大的医疗和社会效益之目的。

合用药这一概念是相对的、动态发展的。一般认为，以某种中药或中成药治疗某种病证，在选用时认为其合理，仅是与同类药物相比较而言。其次，不同时期合理使用中药或中成药的标准也不同。这是因为随着中医、药学、医学理论及其他相关科学技术的发展，人类对疾病的病因病机和中药或中成药性能主治的认识也在不断地深化，以及新药的不断研制开发，必然会影响合理使用中药和中成药的标准，并促使其日臻科学完善。

合理用药的目的，首先就是要最大限度地发挥药物治疗效能，将中药和中成药的不良反应降低到最低限度，甚至于零。其次是最有效地利用卫生资源，减少浪费，减轻患者的经济负担。最后是方便患者使用所选药物。

合理用药是在充分考虑患者用药后获得的效益与承担的风险后做出的最佳选择，即药效得到充分发挥，不良反应降至最低水平，药品费用更为合理。合理用药与广大群众的切身利益息息相关，是用药安全、有效、简便、经济的保障。合理用药可以经济有效地利用卫生资源，取得最大的医疗和社会效益，避免浪费。

二、合理用药的基本原则

（一）安全

所谓安全，即保证用药安全，是合理用药的首要条件。无论所使用的药物是有毒还是无毒，均应首先考虑所用药物是否安全，是否会对患者造成不良反应，使用时必须了解。在用药过程中，安全性不是要求药物的不良反应最小，或无不良反应。而是要让患者承受最小的治疗风险，获得最大的治疗效果，即风险 / 效果应尽可能小。

（二）有效

所谓有效，就是在用药安全的前提下，保证通过药物的治疗达到既定的治愈和延缓疾病进程的目的。即所推选的中药或中成药对患者既不会造成伤害，又有较好的疗效。使患者用药后能迅速达到预期目的，根除致病原，治愈疾病；延缓疾病进程；缓解临床症状；预防疾病发生；调节人的生理功能；避免不良反应发生。

（三）简便

所谓简便，即提倡用药方法要简便。在用药安全、有效的前提下，力争做到所推选药物的使用方法简便易行，使临床医师及使用者易于掌握，应用方便。

（四）经济

所谓经济，即倡导用药要经济实用，获得单位用药效果所投入的成本（成本 / 效果）应尽可能低。必须在用药安全、有效的前提下，除力争做到所推选的药物用法简便外，还必须做到用药不滥，经济实用，并有利于环境保护。最大限度地减轻患者的经济负担、降低中药材等卫生资源的消耗。

三、不合理用药的主要表现及不良后果

合理用药涉及的面很广，从药物的适应病证、剂型、剂量、用法、服用时间及配伍应用，到使用者的性别、年龄、体质及病情的变化等，无不密切相关。在临床用药过程中，只要有一个方面没有顾及就有可能出现不合理用药的状况，而只要出现不合理用药状况就一定会出现不良后果。临床上常见的中药不合理用药的主要表现有：①辨析病证不准确，用药指征不明确；②给药剂量失准，用量过大或过小；③疗程长短失宜，用药时间过长或过短；④给药途径不适，未选择最佳给药途径；⑤服用时间不当，不利于药物的药效发挥；⑥违反用药禁忌，有悖于明令规定的配伍禁忌、妊娠禁忌、服药时的饮食禁忌及证候禁忌；⑦同类药物重复使用，因对药物的性能不熟，或单纯追求经济效益，导致同类药重复使用；⑧乱用贵重药品，因盲目自行购用，或追求经济效益，导致滥用贵重药品。

不合理用药常会导致不良后果，这些后果可以是单方面的，也可是综合性的；可以是轻微的，也可以危及生命。大体可归纳为以下几种：①浪费医药资源：不合理用药会造成医药资源的浪费，这可以是直接的，如重复给药、无病用药、无必要的合并用药等；也可以是间接的，如处置药物不良反应、药源性疾病的治疗等会增加医药资源的消耗，且常会被医务人员和患者忽视。②延误疾病的治疗：许多不合理用药都不利于疾病的治疗，如用药错误或给药不足，会延误疾病治疗或导致疾病治疗不彻底，没有痊愈，容易复发，从而增加患者的痛苦和医师治疗的难度；而不适当的合并用药，则又会干扰药物的吸收和排泄，降低治疗效果等。③引发药物不良反应及药源性疾病：发生药物不良反应的因素很多。有药物的因素，如品种混淆、炮制不当；有患者的因素，如过敏性体质、个体差异、特殊人群；也有辩证是否准确、立法是否确当等。但更不能忽视不合理用药，如选用药物不准确、用药时间过长、剂量过大、用法不适当，均会引起不良反应，甚至药源性疾病。④造成医疗事故和医疗纠纷：不合理用药常常会造成医疗事故，或称为药疗事故。医疗事故的发生，常常会引发医疗纠纷，不但会给患者、医师、药师带来许多的痛苦和不必要的经济支出，而且会给医院、药品经营单位乃至全社会带来许多的麻烦和不必要的经济损失。

四、保证合理用药的主要措施

（一）掌握中医药基本理论

辨证论治是中医理论体系的核心，是中医方法论的精髓，每一位医药工作者都应该熟练掌握中药基本知识和中医药理论，尤其是中药的性能特点、功效主治、配伍应用、用量用法及使用注意等，是合理用药的先决条件。若对中医药基本理论不熟悉或掌握不够，就无法指导中药的合理应用，尤其是中药临床药师，缺乏中医药的基本理论，就不可能发现临床医师的用药不合理问题，更不可能为临床医师和患

者提供用药指导和药学服务，合理用药就会成为一句空话。

（二）正确把握辨证论治

正确的辩证是合理应用中药和中成药的根本保障，运用所学知识和技能，通过望、闻、问、切，搜集患者病症有关的各种资料，应用八纲辨证与脏腑辨证等手段进分析归纳，对病情作出正确诊断，依法确定治病法则及方药。只有这样才能为指导合理用药创造条件。

（三）详辨患者的身体状况

由于人的体质、年龄、性别、生活习惯差异，这些差异对药物的敏感性和耐受性不同，从而影响中药和中成药的有效性和安全性。不但健康人是如此，患者更是如此。应详细辨析患者的体质、年龄、性别和生活习惯等，选用药物及制订的方案时要以此作为重要依据，针对病情及患者具体情况选择最佳方案，确定合理给药剂量。如老人、儿童药物代谢功能或衰退，易发生蓄积中毒；妇女经期，特别是心肝功能不全的病患者，在应用有毒或作用强烈的药物时应慎重考虑。又如患者的营养好坏、体质的强弱、脏腑的功能是否正常及性别差异等，均能影响其机体对药物的代谢速度和耐受能力，以及毒性反应的发生与严重程度。遇到营养较差，或体质较弱，或脏腑功能失常，或妇女经期的患者，特别是对患有心、肝、肾功能不全或糖尿病者，在应用有毒或作用强烈的药物时更应慎重考虑，以免用药失度，对患者造成伤害。

（四）确认有无药物过敏史

了解患者以往有无药物过敏史，以及遗传缺陷，如酶的缺陷或异常等，若有这些问题就应谨慎选择使用药物，特别是避开患者高度敏感的药物等，以保证用药安全。若患者用药后突发过敏反应，临床药师除依法确认其对何种药物过敏，并立即向有关单位报告外，还要将此结果告诉患者本人，以免再次发生过敏现象。

（五）选择质优的饮片

由于中药饮片质量良莠不齐，致使其对人体的疗效及不良反应有别，因此在采购、调剂时，一定要选择质优效佳的饮片。要认真做到品种混乱者不用，出产于被污染环境中者不用，药用部位失准者不用，违规炮制者不用，霉烂变质者不用。给患者使用的中药应是质量最佳、疗效最好的饮片。

（六）合理配伍用药

我国历代医药学家都十分重视研究合理配伍用药，并建立了包括中药基本配伍与高级配伍两大部分在内的中药配伍理论。所谓基本配伍，习称"配伍七情"，具体有单行、相须、相使、相畏、相杀、相恶、相反。药物的"配伍七情"中，相须、相使表示增效的；相杀、相畏是减毒的；相恶表示减效的；相反表示增毒的。经常配伍增效，酌情选择减毒，一般不用减效，坚决禁止增毒。所谓高级配伍，习称"君臣佐使"，其从多元角度论述了药物在方中的地位及配用后性效变化规律。配伍组方合理可以起到协调药物偏性，增强药物疗效，降低药物毒性，减少不良反应发生的作用。反之，配伍不当可造成药效降低，甚至毒性增大，产生不良后果。

（七）选择适宜的给药途径及剂型

中药的给药途径多种多样，为使药物能够迅速达到病变部位发挥作用，需要根据病情轻重缓急、用药目的以及药物性质选择适宜的给药途径和用药方案。一般病情，口服有效则多采用口服给药方法；危重、急症患者宜用静注或静滴；皮肤及阴道疾病常用外治法，也可口服给药；气管炎、哮喘患者等可用口服给药方法，也可采用气雾剂吸入疗法等。一般说，经口服给药能达到预期疗效的，则不考虑注射，以避免中药注射剂引起不良反应。中药的剂型与其效用关系密切，若选用的剂型恰当，不但能提高其疗效，而且能减轻或消除其不良反应，否则不但不能增强其疗效，反而会引发或增强其不良反应。

（八）制订合理的用药时间和疗程

根据病情轻重缓急，确定合理的给药时间以充分发挥药物的作用，并减少不良反应的发生。用药时选用适当的疗程，是合理用药的重要一环。疗程过短则难以达到预期疗效，疗程过长则可能给患者带来新的伤害。这是因为有些中药或中成药所含的某些成分在人体内有蓄积作用，一旦这些成分的蓄积量达到了人体的最大耐受量，即可对人体造成伤害。故凡偏性突出、作用强烈的中药，特别是有毒中药或含毒性成分的中成药都不宜久服。

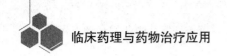

（九）严格遵守用药禁忌

中药用药禁忌是中医保证临床安全用药的经验总结，它包括配伍禁忌、妊娠禁忌、服药饮食禁忌及证候禁忌四大部分。超用药禁忌用药不仅会影响药物疗效，而且会引起不良反应，对人体产生不必要的损害，临床应用中药时应该严格遵守。

（十）认真审方堵漏

认真审核临床医师的处方，严堵处方中用药不合理的漏洞。在调配中药汤剂时，要依据所学中医药学知识及调剂规范，一字一句地认真审核每一个处方，若发现处方中有字迹潦草难辨，要立即询问处方医师，切勿主观臆断；若发现处方中有违背合理用药的地方，要立即提醒医师，并建议予以改正，切勿漠然置之。

（十一）详细嘱告用药宜忌

在患者领取中药饮片或中成药时，要详细地向其说明药物的煎煮或服用方法、服用剂量及注意事项等，耐心地叮嘱患者一定要按所嘱方法服用药物，以免因使用不当而影响药物的疗效，或引起不良反应。

（十二）按患者的经济条件斟酌选药

选药时，还要从药物经济学方面考虑患者的经济承受能力。应尽可能使用价廉质优的中药，不到非用不可时，不使用价格昂贵的中药。

（十三）其他因素

适宜的用药方法也因不同的时令气候、地理环境有所不同。同时，社会舆论、不实药物信息等的导向和传播，有可能导致人们在使用药物过程中产生不合理用药的现象，要真正做到安全合理地应用中药，必须关注这些对正确合理使用药物有影响的因素。

五、中成药合理应用应遵循的基本原则

中成药的合理应用是一项复杂的系统工程，除了要重点做到以上几点措施外，还应遵循以下几个基本原则。

（一）辨证用药

依据中医理论，辨认、分析疾病的证候，针对证候确定具体治法，依据治法，选定适宜的中成药。

（二）辨病辨证结合用药

辨病用药是针对中医的疾病或西医诊断明确的疾病，根据疾病特点选用相应的中成药。临床使用中成药时，可将中医辨证与中医辨病相结合、西医辨病与中医辨证相结合，选用相应的中成药，但不能仅根据西医诊断选用中成药。

（三）合理选择剂型

应根据患者的体质强弱、病情轻重缓急及各种剂型的特点，选择适宜的剂型。

（四）确定合适使用剂量

对于有明确使用剂量的，慎重超剂量使用。有使用剂量范围的中成药，老年人使用剂量应取偏小值。

（五）合理选择给药途径

能口服给药的，不采用注射给药；能肌内注射给药的，不选用静脉注射或滴注给药。

第二节　中药间的配伍使用

中药配伍是按照一定的组合原则，并根据病情的轻重缓急，结合患者的年龄、体重、嗜好及习俗等进行合理药物配伍。配伍是中药治疗疾病的主要形式，也是提高临床疗效的主要环节，配伍得当可起到事半功倍的疗效。从中药临床应用出发，常用配伍有相辅相成、相反相成、相互补充、相生配伍、降低毒性、改变药性、明确主治等几方面，起到增效、解毒、生效的作用，从而避免出现盲目堆积的有药无方及照搬方剂的有方无药现象，提高中药治病的疗效，减少药物的不良反应。

一、中药配伍原则

（一）七情配伍

七情配伍是中药配伍最基本的理论。七情是单行、相使、相须、相畏、相杀、相恶、相反的合称，用以说明中药配伍后药效、毒性变化的关系。

1. 单行　单行就是指用单味药治病。病情比较单纯，选用一种针对性强的药物即能获得疗效，如清金散单用一味黄芩治轻度的肺热咯血，以及许多行之有效的"单方"等。它符合简验便廉的要求，便于使用和推广。

2. 相须　功用相似的药物配合，可增加疗效。如黄柏与知母可增强滋阴降火作用、二冬膏可增强滋阴润肺、止咳化痰作用。

3. 相使　功效有某些共性的药物合用，一药为主，一药为辅，辅药加强主药的作用。黄芪使茯苓，茯苓能增强黄芪补气利尿的作用。

4. 相畏　是指一药毒性反应或不良反应，能被合用的另一药减轻或消除的配伍关系；如生姜能制半夏、天南星的毒，所以半夏、天南星畏生姜。

5. 相杀　一种药物能消除另一种药物的毒性反应。绿豆能杀巴豆的毒；防风能杀砒霜的毒。

6. 相恶　两种药物配合应用后，一种药物可减弱或牵制另一种药物的药效。如莱菔子能减低人参的补气作用，所以人参恶莱菔子。

7. 相反　两种药物合用以后可产生不良反应或剧毒作用。如甘草反芫花、甘遂。十八反、十九畏都属于相反。

上述六个方面，其变化关系可以概括为四项，即在配伍应用的情况下：①有些药物因产生协同作用而增进疗效，是临床用药时要充分利用的，如相须、相使；②有些药物可能互相拮抗而抵消、削弱原有功效，用药时应加以注意，如相恶；③有些药物则由于相互作用，而能减轻或消除原有的毒性或不良反应，在应用毒性药或剧烈药时必须考虑选用，如相畏、相杀；④另一些本来单用无害的药物，却因相互作用而产生毒性反应或强烈的不良反应，则属于配伍禁忌，原则上应避免配用，如相反。

（二）"十八反""十九畏"

"十八反"歌诀：本草明言十八反，半蒌贝蔹及攻乌。藻戟遂芫俱战草，诸参辛芍叛藜芦。具体的内容就是：川乌、草乌、附子不宜与贝母、半夏、白及、白蔹、瓜蒌同用。甘草不宜与海藻、大戟、甘遂、芫花同用。藜芦不宜与人参、人参叶、西洋参、党参、苦参、丹参、玄参、北沙参、南沙参及细辛、赤芍和白芍同用。

"十九畏"歌诀：硫黄原是火中精，朴硝一见便相争。水银莫与砒霜见，狼毒最怕密陀僧。巴豆性烈最为上，偏与牵牛不顺情。丁香莫与郁金见，牙硝难合荆三棱。川乌草乌不顺犀，人参最怕五灵脂。官桂善能调冷气，若逢石脂便相欺。

《神农本草经·序列》指出"勿用相恶、相反者"，"若有毒宜制，可用相畏、相杀者尔，勿合用也"。自宋代以后，将"相畏"关系也列为配伍禁忌，与"相恶"混淆不清。因此，"十九畏"的概念，与"配伍"所谈的"七情"之一的"相畏"，含义并不相同。"十九畏"和"十八反"诸药，有一部分同实际应用有些出入，历代医家也有所论及，引古方为据，证明某些药物仍然可以合用。如感应丸中的巴豆与牵牛同用；甘遂半夏汤以甘草同甘遂并列；散肿溃坚汤、海藻玉壶汤等均合用甘草和海藻；十香返魂丹是将丁香、郁金同用；大活络丹中乌头与犀角同用等等。现代这方面的研究工作做得不多，有些实验研究初步表明，如甘草、甘遂两种药合用时，毒性的大小主要取决于甘草的用量比例，甘草的剂量若相等或大于甘遂，毒性较大；又如贝母和半夏分别与乌头配伍，未见明显的增强毒性。而细辛配伍藜芦，则可导致实验动物中毒死亡。由于对"十九畏"和"十八反"的研究，还有待进一步作较深入的实验和观察，并研究其机制，因此，目前应采取慎重态度。一般说来，对于其中一些药物，若无充分根据和应用经验，仍须避免盲目配合应用。

（三）中药配伍的"四气五味"原则

"四气"指药物的"寒、凉、温、热"；"五味"指"辛、甘、酸、苦、咸"，一般药物只有一味一性，各种药物配合使用的时候根据君臣佐使组成方剂。其运用原则如下。

四气，是指寒凉温热四性。运用原则是："治寒以热药，治热以寒药。"温性，热性药如附子、肉桂、干姜、吴茱萸等，多具有温中散寒、助阳等作用，常用于治疗寒证；寒凉性药如石膏、黄芩、黄连、黄柏等，多具有清热泻火、解毒等作用，常用于治疗阳热证。温热与寒凉药同用，则多用于寒热错杂证。

五味，是指辛、甘、酸、苦、咸五味，"辛能散、能行"，"甘能补、能和、能缓"，"酸能收、能涩"，"苦能泄、能燥、能坚"，"咸能下、能软"。运用原则是：辛味药如麻黄、川芎、半夏等多用于外邪袭表、气滞血瘀、痰湿等证；甘味药如生地、鹿茸、黄芪、阿胶等多用于阴阳气血诸虚证；酸味药如山茱萸、五味子、乌梅、金樱子、白芍等，多用于久病滑脱虚证；苦味药如大黄、葶苈子、槟榔、莪术等多用于瘀结、痰饮、积滞、气逆、湿阻等证；咸味药如芒硝、牡蛎、鳖甲、海藻等多用于瘰疬、瘿瘤、血分瘀结、大便燥结等证。

大部分药物只具有一性一味，即使多味药也是其中一味为主，绝无二重性。诚然单行是不能满足临床需要的，因此必须相互配伍运用。

二、中药复方的配伍

中药复方是按照中医的辨证论治，理法方药的原则，根据治疗的需要，依照君、臣、佐、使的配伍原则组成的。所谓君药是指针对疾病的病因病机，起主要作用的药物；臣药是指辅助主药以加强疗效的药物；佐药是治疗兼证或制约主药的不良反应的药物；使药是起调和作用的药物。在数以万计的中药复方中，这些药物的用量是十分讲究的，并有着一定的规律性，归纳起来，主要有以下三种情况，现介绍如下。

（一）复方中药物用量依君、臣、佐、使而递减

这是中药复方中最为常见的药物配伍原则，一般君药用量最大，臣药次之，佐使药用量为小，故金元时期的名医李东垣指出："君药分量最多，臣药次之，佐使又次之"。如苓桂术甘汤中以茯苓健脾渗湿，祛痰化饮，为君药，用量是12g；桂枝温阳化气为臣药，用量是9g；白术健脾燥湿为佐药，用量是6g；甘草（炙）益气和中为使药，用量是6g，共奏温化痰饮，健脾利湿的功效，是治疗中阳不足之痰饮病的良方，此类复方具有组方严谨，结构分明，疗效显著的特点。又如著名的小承气汤由大黄、枳实、厚朴三味药物组成，其中大黄用量须倍于厚朴、、以达清热通便的功效，用于热结便秘之证；但若将厚朴用量倍于大黄，则该方具有行气除满的作用，用于腹部气滞胀满之证的治疗，方名亦变为厚朴三物汤了。因此，同为三味药物，由于剂量的变化，导致了方名、功效、主治的改变，由此可见中医复方用药的精当与奥妙。

（二）复方中各药物的用量相等

这也是比较常见的，如越鞠丸由香附（醋制）、川芎、栀子（炒）、苍术（炒）、六神曲各200g组成；九分散中马钱子粉、麻黄、乳香（制）、没药（制）等各药的用量均为250g等等。这类复方疗效是十分肯定的，如良附丸由高良姜，香附（醋制）各50g组成，具有温中祛寒，行气止痛，舒肝调经的功效。用于气滞寒凝之胃痛、胁痛、痛经喜温等证，疗效颇佳。

（三）复方中主药用量小于其他药物用量

这种情况主要是主药是一些贵重药材，如人参、牛黄、麝香、犀角等因作用强，价格昂贵而用量少，被用作复方的主药时，其用量往往小于其他药物。例如，（万氏）牛黄清心丸中的主药牛黄的用量为10g，其他药物的用量分别为：黄连20g，黄芩120g，栀子120g，郁金80g；人参健脾丸中的人参用量为25g，其他药物的用量为白术（麸炒）150g，茯苓50g，山药100g，陈皮50g，木香12.5g，砂仁25g，炙黄芪100g，当归50g，酸枣仁（炒）50g，远志（制）25g。这类复方处方严谨，效果明显，如牛黄解毒片（牛黄15g，雄黄50g，石膏200g，大黄200g，黄芩150g，桔梗10g，冰片25g，甘草50g）具有清热泻火解毒的功效，用于火热内盛、咽喉肿痛、牙龈肿痛、口舌生疮、目赤肿痛等证，深受患者欢迎。

现代医学研究表明，中药配伍中可能存在着一种中药有效成分与其他中药有效成分在药理作用方面

的相互作用，也可能存在着多种有效成分之间产生物理的或化学的相互作用。这种相互作用经常发生在中药方剂的煎煮或其他剂型制备过程中，从而使方剂中的有效成分无论在质的方面，还是在量的方面都与单味药有所改变。因此，合理的配伍是可以增强药效，降低不良反应。而不合理的配伍则会降低药物疗效，产生或增强药物的不良反应。

三、中成药的合理联用

中成药是中医药学宝库中的重要组成部分，它是以中药材为原料，在中医药基本理论指导下，按规定的处方和方法加工制成一定的剂型，供临床医师辩证使用或患者根据需要直接购用的一类药物。我国的中成药制作生产与应用具有悠久的历史，长期而广泛的临床使用证明，中成药具有疗效确切，携带、使用方便，价格便宜等特点。因此，中成药已成为当今防病治病不可缺少的药物，在国内外享有较高的声誉。中成药作为中医防治疾病的一个重要工具，其对人体的效应也具有两重性，即产生治疗作用的同时也会产生不良反应。在临床上若能合理使用中成药，就能在充分发挥治疗作用的同时使不良反应的发生概率降低，使患者早日康复。若不能正确合理的使用中成药，不仅达不到治疗疾病的目的，反会使不良反应发生的概率增加，在延误疾病治疗的同时引发新的疾病，有的甚至危及生命。从国家食品药品监督管理总局每年公布的国家药品不良反应/事件报告数据看，近几年中成药的不良反应不断攀升，其不良反应发生率仅次于抗感染药而排第二位。由此可见，如何合理地应用中成药，避免中药药源性伤害及降低中药不良反应的发生已经成为迫在眉睫的问题，每一个医药学工作者都必须熟练地掌握有关合理用药的知识，以便在工作中更好地为患者服务。

（一）中成药与中药汤剂的配伍联用

临床上较多出现中成药与中药汤剂同时应用的情况，如肝气郁结合并血虚痛经、月经不调等病症可用中成药逍遥丸配伍中药汤剂当归补血汤，疗效较好；肾阳虚证可用附子理中汤配伍参茸卫生丸；而功能不同中成药配伍使用可以治疗有并发症疾病，如气血两虚中气下陷所致头昏、乏力、脱肛等，可选用复方阿胶浆配伍补中益气丸，治疗阳虚夹湿之泄泻时用附子理中丸配伍健脾丸；高血压证属肝肾阴虚、风阳上扰者，脑立清与六味地黄丸联合用药，脑立清含磁石、代赭石、怀牛膝、珍珠母等，平肝潜阳降逆，六味地黄含熟地黄、山药、山茱萸、茯苓、牡丹皮、泽泻，滋补肝肾之阴；药流后出血的常规治疗方案是益母草颗粒和妇血康颗粒联合用药，益母草颗粒收缩子宫，促进子宫腔内残留组织、积血排出，妇血康颗粒活血化瘀、祛瘀止血。防治心脑血管卒中可用牛黄清心丸＋牛黄解毒丸＋柏子养心丸，变寒凉与温补为平补，养心益气而不燥，清心凉窜而不寒。这些合理的配伍对于提高药效具有重要的意义。

中成药与中药药引配伍联用也能提高疗效，降低不良反应。如活络丹、醒消丸、跌打丸、七厘散等可用黄酒送服，藿香正气丸、附子理中丸等可用姜汤送服，六味地黄丸、大补阴丸等可用淡盐水送服，至宝锭用焦三仙煎汤送服，银翘解毒丸用鲜芦根煎汤送服，川芎茶调散用清茶送服，四神丸、更衣丸用米汤送服。

（二）中成药联合使用的原则

（1）当疾病复杂，一个中成药不能满足所有证候时，可以联合应用多种中成药。

（2）多种中成药的联合应用，应遵循药效互补原则及增效减毒原则。功能相同或基本相同的中成药原则上不宜叠加使用。

（3）药性峻烈的或含毒性成分的药物应避免重复使用。

（4）合并用药时，注意中成药的各药味、各成分间的配伍禁忌。

（5）一些病证可采用中成药的内服与外用药联合使用。

（6）中药注射剂联合使用时，还应遵循以下原则

1）两种以上中药注射剂联合使用，应遵循主治功效互补及增效减毒原则，符合中医传统配伍理论的要求，无配伍禁忌。

2）谨慎联合用药，如确需联合使用时，应谨慎考虑中药注射剂的间隔时间以及药物相互作用等问题。

3）需同时使用两种或两种以上中药注射剂，严禁混合配伍，应分开使用。除有特殊说明，中药注

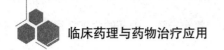

射剂不宜两个或两个以上品种同时共用一条通道。

（7）中成药与西药联合使用时应针对具体病情制订用药方案，考虑中西药物的主辅地位确定给药剂量、给药时间、给药途径

1）中成药与西药如无明确禁忌，可以联合应用，给药途径相同的，应分开使用。

2）应避免不良反应相似的中西药联合使用，也应避免有不良相互作用的中西药联合使用。

3）中西药注射剂联合使用时，还应遵循谨慎联合使用的原则。确需联合用药时，应根据中西医诊断和各自的用药原则选药，充分考虑药物之间的相互作用，尽可能减少联用药物的种数和剂量，根据临床情况及时调整用药；尽可能选择不同的给药途径（如穴位注射、静脉注射），必须同一途径用药时，应将中西药分开使用，谨慎考虑两种注射剂的使用间隔时间以及药物相互作用，严禁混合配伍。

四、中成药联用的配伍禁忌

（一）含十八反、十九畏的中成药配伍禁忌

临床常用以治疗风寒湿痹的大活络丸、祛风止痛胶囊、强力天麻杜仲胶囊等中成药含有草乌或附子，而常用的止咳化痰药川贝枇杷糖浆、羚羊清肺丸、通宣理肺丸、复方鲜竹沥液等分别含有川贝、浙贝、半夏，根据配伍禁忌原则，若将上述两类药联合使用当属相反禁忌。又如，由于甘草在中成药中较为常用，当与含相反成分的其他中成药联用时更被忽视。如临床常用中成药心通口服液中含有海藻，祛痰止咳颗粒含有甘遂，若与橘红痰咳颗粒、通宣理肺丸、镇咳宁胶囊等含甘草的中成药联用也属"十八反"禁忌。

此外，临床常用利胆中成药益胆片、胆乐胶囊、胆康胶囊、胆宁片以及治疗肿瘤的平消胶囊等都含有郁金，若与苏合香丸、紫雪散等含有丁香的中成药合用，便应该注意具有"十九畏"药物的配伍禁忌。

（二）含有同一毒性药物剂量叠加的配伍禁忌

临床中含有毒成分的中成药不在少数，如果只根据病情选用药物而不了解处方组成，易导致有毒成分的蓄积，产生不良反应，严重者还可以引起中毒。例如大活络丹与天麻丸两药均含有附子，如合用则加大了乌头碱的摄入量，增大了不良反应的概率，而出现运动麻痹、心律失常、阿一斯综合征等不良反应。又如临床常用朱砂安神丸、天王补心丹治疗失眠，如将两药合用会增加有毒成分的服用量。因其均含有朱砂（其毒性成分为汞），过量或长期服用后轻者可出现恶心呕吐、头昏倦怠的不良反应，重者可导致肾功能衰竭。再如患者咽喉肿痛，既用牛黄解毒片，又用六神丸或喉症丸，这几种药里都含有雄黄，如合用其有毒成分砷的用量在无意中加大了 2 ~ 3 倍，有可能出现正常用药情况下一般不会出现的不良反应。还有报道含朱砂的中成药如磁朱丸、柏子养心丸、安宫牛黄丸、苏合香丸等与含较多还原性溴离子或碘离子的中成药如治癫灵片、消瘿顺气丸等长期联合服用，在肠内会形成有刺激性的溴化汞或碘化汞，导致药源性肠炎、赤痢样大便。

（三）药性相反中成药联用的配伍禁忌

临床常用的补中益气丸有补中益气、升阳举陷的作用，若与木香槟榔丸等降气药同用，一升一降，药效则相互抵消。另外，将温中散寒的附子理中丸与性质寒凉的清热泻火药牛黄解毒片联用，两者药性相反，也当属使用禁忌。这种现象经常发生，有些西医大夫不懂得中医的辨证论治，经常将治疗风寒感冒与风热感冒的中成药同用。药性相反，不但起不到治疗作用，而且增加了患者的经济负担。

第三节　中西药的联合使用

近年来，随着中西医结合工作的深入开展，中西药并用的概率也越来越高了。据北京市中医院的统计表明，该院应用汤剂为主并用西药的患者占用汤剂患者的 13.63%，用中成药为主并用西药的患者占中成药患者的 24.70%，用西药为主的并用中成药占西药患者的 57.34%。可见，中西药联用的情况已极为普遍。然而，中西药物科学合理地配伍应用能提高疗效，降低药物毒副反应。但长期的临床实践及药理研究表明，有些中西药配伍应用能使药物疗效降低，毒副反应增强，加重病情，导致严重的不良后果。因此，在临床治疗过程中应避免不合理的中西药配伍联用，保证用药安全有效。

一、中西药合理联用的特点及举例

（一）中西药合理联用的特点

中西药合理的联用可以增强药物疗效、降低药物的毒副反应、减少药物的使用剂量、减少用药禁忌及扩大应用范围。

1. 协同增效　许多中西药联用后，均能使疗效提高，有时很显著地呈现协同作用，如黄连、黄柏与四环素、呋喃唑酮（痢特灵）、磺胺甲基异噁唑联用治疗痢疾、细菌性腹泻有协同作用，常使疗效成倍提高。金银花能加强青霉素对耐药性金黄色葡萄球菌的杀菌作用。丙谷胺与甘草、白芍、冰片一起治疗消化性溃疡，有协同作用，并已制成复方丙谷胺（胃丙胺）制剂。甘草与氢化可的松在抗炎、抗变态反应方面有协同作用，因甘草酸有糖皮质激素样作用，并可抑制氢化可的松在体内的代谢灭活，使其在血液中浓度升高。丹参注射液、黄芪注射液、川芎嗪注射液等与低分子右旋糖酐、能量合剂等同用，可提高心肌梗死的抢救成功率。丹参注射液与间羟胺（阿拉明）、多巴胺等升压药同用，不但能加强升压作用，还能减少对升压药的依赖性。

2. 降低毒副反应　某些化学药品虽治疗作用明显但毒副反应却较大，若与某些适当的中药配伍，既可以提高疗效，又能减轻毒副反应。肿瘤患者接受化疗后常出现燥热伤津的阴虚内热或气阴两虚，可同时配伍滋阴润燥清热或益气养阴中药而能取得显著疗效。用甘草与呋喃唑酮合用治疗肾盂肾炎，既可防止其胃肠道反应，又可保留呋喃唑酮的杀菌作用。氯氮平治疗精神分裂症有明显疗效，但最常见的不良反应之一是流涎。应用石麦汤（生石膏、炒麦芽）30~60剂为1个疗程治疗，流涎消失率为82.7%，总有效率达93.6%。

3. 减少剂量　珍菊降压片有较好的降压及改善症状的作用。若以常用量每次1片，每日3次计，盐酸可乐定比单用剂量减少60%。地西泮有嗜睡等不良反应，若与苓桂术甘汤合用，地西泮用量只需常规用量的1/3，嗜睡等不良反应也因为并用中药而消除。

4. 减少禁忌，扩大适应范围　碳酸锂治疗白细胞减少症近年被广泛应用，但因其胃肠道反应也限制了其适用范围。如同时用白及、姜半夏、茯苓等复方中药，就可减轻胃肠道反应，使许多有胃肠道疾患的白细胞减少症患者接受治疗。用生脉散、丹参注射液与莨菪碱合用，治疗病态窦房结综合征，既可适度提高心率，又能改善血液循环，从而改善缺血缺氧的状况，达到标本兼治的目的。

（二）中西药合理联用举例

中西医结合是我们国家一大医疗特色，同时中西药联用也是我国临床用药的特色。只有合理应用，取长补短，才能达到事半功倍的效果，尤其是对一些疑难重症的治疗。

1. 协同增效　如下所述。

（1）逍遥散或三黄泻心汤等与西药催眠镇静药联用，既可提高对失眠症的疗效，又可逐渐摆脱对西药的依赖性。

（2）石菖蒲、地龙与苯妥英钠等抗癫痫药联用，能提高抗癫痫的效果；大山楂丸、灵芝片、癫痫宁（含马蹄香、石菖蒲、甘松、牵牛子、千金子等）与苯巴比妥联用治疗癫痫有协同增效作用。

（3）芍药甘草汤等与西药解痉药联用，可提高疗效。

（4）补中益气汤、葛根汤等具有免疫调节作用的中药与抗胆碱酯酶药联用，治肌无力疗效较好。

（5）木防己汤、茯苓杏仁甘草汤、四逆汤等与强心药地高辛等联用，可以提高疗效和改善心功能不全患者的自觉症状。

（6）苓桂术甘汤、苓桂甘枣汤等与普萘洛尔类抗心律失常药联用，既可增强治疗作用，又能预防发作性心动过速。

（7）钩藤散、柴胡加龙骨牡蛎汤等与抗高血压药甲基多巴、卡托普利等联用，有利于改善对老年高血压症的治疗作用。

（8）苓桂术甘汤、真武汤等与血管收缩药甲磺酸二氢麦角胺联用，可增强对直立性低血压的治疗作用。

（9）当归四逆加吴茱萸生姜汤等与血管扩张药联用，可增强作用，其中的中药方剂对于微循环系统的血管扩张特别有效。

（10）黄连解毒汤、大柴胡汤等与抗动脉粥样硬化、降血脂剂联用，可增强疗效。

（11）木防己汤、真武汤、越婢加术汤等与西药利尿药联用，可以增强利尿效果。

（12）枳实与庆大霉素联用，枳实能松弛胆道括约肌，有利于庆大霉素进入胆道，增强抗感染作用。

（13）小青龙汤、柴朴汤等与氨茶碱、色甘酸钠等联用，可提高对支气管哮喘的疗效。

（14）麦门冬汤、滋阴降火汤等对老年咳嗽的镇咳作用，优于磷酸可待因，若酌情选择联用，可提高疗效。

（15）具有抗应激作用的中药如柴胡桂枝汤、四逆散、半夏泻心汤等与治疗消化性溃疡的西药（H_2受体拮抗剂，制酸剂）联用，可增强治疗效果。

（16）具有保护肝脏和利胆作用的茵陈蒿汤、茵陈五苓散、大柴胡汤等与西药利胆药联用，能相互增强作用。

（17）茵陈蒿及含茵陈蒿的复方与灰黄霉素联用，可增强疗效，这是因为茵陈蒿所含的羟基苯丁酮能促进胆汁的分泌，而胆汁能增加灰黄霉素的溶解度，促进其吸收，从而增强灰黄霉素的抗菌作用。

（18）甘草与氢化可的松在抗炎抗变态反应时同用，有协同作用。因甘草酸有糖皮质激素样作用，并可抑制氢化可的松在体内的代谢灭活，使其在血液中浓度升高，从而使疗效增强。

（19）丹参注射液加泼尼松，治结节性多动脉炎，有协同作用。

（20）炙甘草汤、加味逍遥散等与甲巯咪唑等联用，可使甲状腺功能亢进症的各种自觉症状减轻。四逆汤与左甲状腺素联用，可使甲状腺功能减退症的临床症状迅速减轻。

（21）延胡索与阿托品制成注射液，止痛效果明显增加；若再加少量氯丙嗪、异丙嗪，止痛效果更优；洋金花与氯丙嗪、哌替啶等制成麻醉注射液，用于手术麻醉不但安全可靠，而且术后镇痛时间长。

（22）十全大补汤、补中益气汤、小柴胡汤等与西药抗肿瘤药联用，可以提高疗效。其中的中药可以提高自然杀伤细胞活性的能力，还可有造血及护肝作用。

（23）清肺汤、竹叶石膏汤、竹茹温胆汤、六味地黄丸等与抗生素类药联用，有增强抗生素治疗呼吸系统反复感染的效果。这些中药方剂具有抗炎、祛痰、激活机体防御功能的效果，尤其是含人参、柴胡或甘草的方剂效果更佳。有些单味中药如黄连、黄柏、葛根等，具有较强的抗菌作用，如与抗生素类药物联用，可增强抗菌作用。

（24）麻黄与青霉素联用，治疗细菌性肺炎，有协同增效作用；黄连、黄柏与四环素、呋喃唑酮、磺胺脒联用，可增强治疗菌痢的效果；香连化滞丸与呋喃唑酮联用，可增强治疗细菌性痢疾的效果；碱性中药与苯唑西林、红霉素同服，可防止后者被胃酸破坏，增强肠道吸收，从而增强抗菌作用。

（25）香连丸与甲氧苄啶联用后，其抗菌活性增强16倍。

（26）黄连、黄柏与呋喃唑酮、磺胺甲基异噁唑、四环素，治疗痢疾、细菌性腹泻有协同作用，常使疗效成倍提高。

（27）逍遥丸或三黄泻心汤等与西药镇静催眠药联用，既可提高对失眠症的疗效，又可逐渐摆脱对西药的依赖。

（28）补中益气丸、葛根汤等具有免疫调节作用的中药，与抗胆碱酯酶药如新斯的明、毒扁豆碱等联用，治疗肌无力疗效更好。

（29）地西泮有嗜睡等不良反应，若与苓桂术甘汤（丸）合用，地西泮用量只需常规用量的1/3，其不良反应也因为并用中药而消除。

（30）丙谷胺对消化性溃疡临床症状的改善、溃疡的愈合有一定效果，如与甘草、白芍、冰片等合用，则有协同作用，疗效更好。

（31）阿拉明（间羟胺）、多巴胺等升压药与丹参注射液合用，不仅可以增强升压作用，还可以延长升压作用的时间。

（32）桂枝茯苓丸与血管扩张药联用，中药对微循环系统的血管扩张有效，可增强西药的血管扩张作用。

（33）莨菪碱与生脉散、丹参注射液合用，治疗病窦综合征，既能适度加快心率，又能改善血液循环，达到标本兼治的目的。

（34）氯丙嗪与中药珍珠层粉合用治疗精神病，不仅有一定的协同增效作用，而且能减轻氯丙嗪的肝损害不良反应。

（35）加味逍遥散、炙甘草汤等与甲巯咪唑等联用，可使甲亢的各种自觉症状减轻。四逆汤与左甲状腺素联用，可使甲状腺低下症的临床症状迅速减轻。

（36）碱性中药与红霉素、苯唑西林等同服，可防止后者被胃酸破坏，增强肠道吸收，从而增强抗菌作用。

此外，中西药联用还能促进药物的吸收，如木香、砂仁、黄芩等对肠道有明显抑制作用，可延长维生素 B_{12}、灰黄霉素、地高辛等在小肠上部的停留时间；从而有利于药物吸收。

2. 降低西药的不良反应　如下所述。

（1）柴胡桂枝汤等具有抗癫痫作用的中药复方与西药抗癫痫药联用，可减少抗癫痫药的用量及肝损害、嗜睡等不良反应。

（2）六君子汤等与抗震颤麻痹药联用，可减轻其胃肠道不良反应，但也可能影响其吸收、代谢和排泄。

（3）抗抑郁药与相应的中药方剂联用，可减少口渴、嗜睡等不良反应的产生。氯氮平治疗精神分裂症有明显疗效，但最常见的不良反应是流涎。应用石麦汤（生石膏、炒麦芽）30～60 剂为一疗程，流涎消失率 82.7%，总有效率 93.6%。

（4）芍药甘草汤等与解痉药联用，在提高疗效的同时，还能消除腹胀、便秘等不良反应。

（5）小青龙汤、干姜汤、柴朴汤、柴胡桂枝汤等与抗组胺药联用，可减少西药的用量和嗜睡、口渴等不良反应。

（6）木防己汤、真武汤、越婢加术汤、分消汤等与西药利尿药联用，可减轻因应用西药利尿药而导致的口渴等不良反应。但排钾性利尿药不宜与含甘草类的中药复方联用，以避免乙型醛固酮增多症。

（7）桂枝汤类、人参类方剂与皮质激素类药联用，可减少激素的用量和不良反应。

（8）八味地黄丸、济生肾气丸、人参汤等中药与降血糖药联用，可使糖尿病患者的性神经障碍和肾功能障碍减轻。

（9）黄芪、人参、女贞子、刺五加、当归、山茱萸等，与西药化疗药联用，可降低患者因化疗药而导致的白细胞降低等不良反应。

（10）黄芩、黄连、黄柏、葛根、金银花、葛根等具有较强抗菌作用的中药与抗生素类药联用，可减少抗生素的不良反应。

（11）黄精、骨碎补、甘草等与链霉素联用，可消除或减少链霉素引发的耳鸣、耳聋等不良反应。

（12）逍遥散有保肝作用，与西药抗结核药联用，能减轻西药抗结核药对肝脏的损害。

（13）用含麻黄类中药治疗哮喘，常因含麻黄碱而导致中枢神经兴奋，若与巴比妥类西药联用，可减轻此不良反应。

（14）小柴胡汤、人参汤等与丝裂霉素 C 联用，能减轻丝裂霉素对机体的不良反应。

（15）碳酸锂治疗白细胞减少症时会引起胃肠道反应，若与白及、姜半夏、茯苓等同时服用，可明显减轻其胃肠道不良反应。

二、中西药不合理联用出现的问题

不合理联用常见出现的问题主要有导致不良反应增加和导致药效降低，临床应用时应尽量避免配伍联用。

（一）导致不良反应增加

（1）两类药物毒性相类似，合并用药后出现不良反应的同类相加：如地榆、虎杖、五倍子等含鞣质的中药与四环素、利福平等西药，两者均有肝毒性。

（2）产生有毒的化合物：含雄黄、信石等含砷中药及制剂牛黄解毒丸、六神丸等与硝酸盐、硫酸盐同服，在体内砷氧化成有毒的三氧化二砷，可引起砷中毒。

（3）中药能增加西药的不良反应：如杏仁、桃仁、白果等含氰苷的中药可加重麻醉、镇静止咳药如硫喷妥钠、可待因等呼吸中枢抑制作用，使不良反应增加，严重的可使患者死于呼吸衰竭；如麻黄，含钙离子的矿物药如石膏、海螵蛸等能兴奋心肌而加快心率，增强心脏对强心苷类药物的敏感性而增加对心脏的毒性。

（4）加重或诱发并发症，诱发药源性疾病及过敏反应：鹿茸、甘草具有糖皮质激素样成分，与刺激胃黏膜的阿司匹林等水杨酸衍生物合用，可诱发消化道溃疡；板蓝根、穿心莲及鱼腥草注射液、鹿茸精注射液等与青霉素C伍用会增加过敏的危险。

（5）改变体内某些介质成分含量或环境也能增加不良反应：某些中药能促进单胺类神经介质的释放，与单胺氧化酶抑制剂合用可使不良反应增强，严重时可致高血压危象。如麻黄、中药酒剂与呋喃唑酮、格列本脲、甲硝唑等；含钾离子高的中药如萹蓄、金钱草、丝瓜络等与留钾利尿药螺内酯、氨苯蝶啶等合用可引起高钾血症；含有机酸类中药山楂、乌梅、五味子等能酸化体内环境，与磺胺类药合用降低其溶解度而在尿中析出结晶，引起血尿；与呋喃坦啶、阿司匹林、吲哚美辛等联用可增加后者在肾脏的重吸收而加重对肾脏的毒性。

（二）导致药效降低

（1）中西药联用发生化学反应出现沉淀、形成络合物、螯合物、缔合物等而降低药物的吸收。如含生物碱的中药如黄连、黄柏、麻黄等与金属盐类、酶制剂、碘化物合用会产生沉淀；含鞣质的中药与酶制剂的酰胺或肽键形成氢键缔合物。

（2）中西药联用发生中和反应、吸附作用而使药物失效。如含有机酸的中药与碱性西药以及含生物碱的中药与酸性西药合用时会出现中和反应；而煅炭的中药其很强的吸附作用可使酶类制剂和生物碱类西药失效。

（3）中西药合用可因药理作用拮抗、作用受体竞争等因素引起药效降低。如麻黄及其制剂的中枢兴奋作用能拮抗镇静催眠药的中枢抑制作用；麻黄也能竞争性阻碍降压药进入交感神经末梢而使降压效果降低。

（4）中西药合用时因一方能加快另一方的代谢速度，缩短半衰期，降低血药浓度而降低疗效。如中药酒剂就能加快苯妥英钠、甲苯磺丁脲、苯巴比妥、华法林等的代谢速度。

参考文献

[1] 杨宝学，张兰. 实用临床药物学. 北京：中国医药科技出版社，2018.

[2] 陈吉生. 新编临床药物学. 北京：中国中医药出版社，2013.

[3] 杨宝峰，陈建国. 药理学. 第9版. 北京：人民卫生出版社，2018.

[4] 艾继周. 天然药物学. 北京：人民卫生出版社，2009.

[5] 李向荣. 药剂学. 杭州：浙江大学医学出版社，2010.

[6] 赵海霞. 药理学与药物治疗学基础. 北京：科学出版社，2018.

[7] 钟赣生，杨柏灿. 中药学专论. 北京：人民卫生出版社，2017.

[8] 李学林，崔瑛，曹俊岭. 实用临床中药学. 北京：人民卫生出版社，2013.

[9] 陈冠容. 临床常见疾病药物治疗学. 北京：人民卫生出版社，2016.

[10] 张丽. 头孢菌素类抗生素药物临床合理应用情况报道分析. 国外医药：抗生素分册，2016.

[11] 蔡映云，吕迁洲. 临床药物治疗学. 呼吸系统疾病. 北京：人民卫生出版社，2016.

[12] 吴永佩，蒋学华，蔡卫敏，等. 临床药物治疗学总论. 北京：人民卫生出版社，2017.

[13] 汪小根，刘德军. 中药制剂技术. 第2版. 北京：人民卫生出版社，2013.

[14] 张杰，等. 中药制剂技术. 第2版. 北京：化学工业出版社，2013.

[15] 李兆申，现代消化病药物治疗学. 北京：人民军医出版社，2015.

[16] 崔福德. 药剂学. 第7版. 北京：人民卫生出版社，2011.

[17] 阚全程. 医院药物高级教程. 北京：人民军医出版社，2015.

[18] 苑振亭，高培平，刘成刚. 临床用药指南与评价. 北京：金盾出版社，2016.

[19] 戴德银，卢海波，刘洋. 临床抗感染药物手册. 北京：科学出版社，2018.

[20] 祁公任，陈涛. 现代实用临床中药学. 第3版. 北京：化学工业出版社，2018

[21] 姜远英. 临床药物治疗学. 第3版. 北京：人民卫生出版社，2013.

[22] 李泛珠. 药剂学. 北京：中国中医药出版社，2011.

[23] 方亮. 药剂学. 第8版. 北京：人民卫生出版社，2016.

[24] 吴梧桐. 酶类药物学. 北京：中国医药科技出版社，2011

[25] 宋金春，蔡华，谢腾芳，等. 抗微生物药物学. 北京：科学出版社，2016.

[26] 杨世杰. 药理学. 第2版. 北京：人民卫生出版社，2012.

[27] 杨宝峰. 药理学. 第8版. 北京：人民卫生出版社，2013.